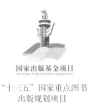

国家出版基金项目
NATIONAL PUBLICATION FOUNDATION

"十三五"国家重点图书
出版规划项目

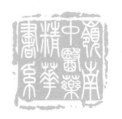

岭南中医药精华书系

邓铁涛 禤国维 周岱翰 韦贵康 总主编

岭南中医特色技法传承系列

（第一辑）

张忠德 主编

岭南陈氏
飞针疗法精要

陈秀华 主编

SPM 南方出版传媒

广东科技出版社 | 全国优秀出版社
·广 州·

图书在版编目（CIP）数据

岭南陈氏飞针疗法精要 / 陈秀华编著 . —广州：广东
科技出版社，2020.12
（岭南中医药精华书系·岭南中医特色技法传承系列）
ISBN 978-7-5359-7621-5

Ⅰ.①岭…　Ⅱ.①陈…　Ⅲ.①针刺疗法—中医临床—
经验—中国—现代　Ⅳ.①R245.3

中国版本图书馆CIP数据核字（2021）第050796号

岭南陈氏飞针疗法精要
Lingnan Chenshi Feizhen Liaofa Jingyao

出 版 人：朱文清
项目策划：丁春玲　吕　健
责任编辑：吕　健　邓　彦　马霄行　曾永琳
封面设计：林少娟
版式设计：林少娟
排版设计：友间文化
责任校对：陈　静
责任印制：彭海波
出版发行：广东科技出版社
　　　　　（广州市环市东路水荫路11号　邮政编码：510075）
销售热线：020-37592148 / 37607413
http://www.gdstp.com.cn
E-mail：gdkjcbszhb@nfcb.com.cn
经　　销：广东新华发行集团股份有限公司
印　　刷：广州市彩源印刷有限公司
地　　址：（广州市黄埔区百合三路8号　邮政编码：510700）
规　　格：730mm×1 020mm　1/16　印张13.75　字数275千
版　　次：2020年12月第1版
　　　　　2020年12月第1次印刷
定　　价：75.00元

《岭南中医药精华书系》出版工作委员会

序

岭南中医又被称为"岭南医学"，是中医的学术流派之一。

岭南，首先是地理概念。《汉语大词典》谓："指五岭以南的地区，即广东、广西一带。"而对"五岭"则解释说："大庾岭、越城岭、骑田岭、萌渚岭、都庞岭的总称，位于江西、湖南、广东、广西四省之间，是长江与珠江流域的分水岭。"这样岭南的方位就很清晰了。

岭南这片土地上的许多文化都自成特色，过去就有"岭南派"一词，《汉语大词典》解释为"现代中国画流派之一"。这说明最早被认为自成一派的，首先见于画坛。不过随着岭南文化的发展，有越来越多领域都呈现出鲜明的特色。所以，后来人们将画学上的"岭南派"加上"画"字，称其为"岭南画派"，而其他领域方面的"岭南派"则有岭南琴派、岭南园林、岭南音乐……

岭南医学则是医学上的派别，主要指岭南地区的中医。"岭南医学"这一名称虽然出自现代，但它是对岭南中医发展的历史文化特色的总结，可以说其内涵是源远流长的。

从中国文化发源来看，中国文化的主流发源于中原一带。岭南文化源于中原文化，随着征战的军士、民族的迁徙传入岭南地区。中医药学就是和传统文化一道，从中原传入岭南的，并在岭南地区与当地的民俗相结合，形成了有本地特色的医学流派。

晋唐时期，岭南的中医学就已经体现出自身的特色。例如对地方性流行病研究有突出的成果。晋代有葛洪、支法存、仰道人等活跃于广东，记载了对蛊毒、沙虱热（恙虫病）、疟疾、丝虫、姜片虫等流行病的认识与治疗方药。唐代开始有《岭南脚气论》等多种以岭南为名的方书，后来南宋郑樵在《通志》中为唐以前医药文献划分门类，就专门划出一类叫"岭南方"，计有《岭南急要方》三卷，《南中四时摄生论》一卷，《南行方》三卷，《治岭南众疾经效方》一卷，

《广南摄生方》三卷，共五部九卷。在《诸病源候论》《千金要方》《外台秘要》等综合医书中也多有关于岭南疾病的记载。由此可见，当时研究岭南的疾病与治疗已经发展成中医药学科的一个分支。

如果说唐以前的岭南医学偏于研究地方性疾病，那么在宋元明清时期，岭南医学则开始向两个方面全面发展。一是对地方性的疾病研究更加深入，二是开始进而探讨疾病背后的体质因素，指出岭南地理气候环境对人群体质的特定影响。重要标志是元代医家释继洪所撰《岭南卫生方》，集宋元医家治疗瘴病经验之大成，既对主要指疟疾的瘴病在证治规律方面有更深入的认识。到了明清时期，中医的各个学派都传入岭南，岭南医药学家对河间、丹溪、伤寒、温病等流派理论在岭南的适用性进行了多方探讨，还系统地发掘整理了岭南草药的应用经验，将其充实到中药宝库之中。

清中期以后，随着十三行贸易的兴盛，广东经济愈来愈发达。医学方面随之人才辈出，儋州罗汝兰著《鼠疫汇编》，丰富了对急性传染病的诊治经验；晚清伤寒名家陈伯坛名扬海内外，著作《读过伤寒论》《读过金匮》为世所重；岭南骨伤世家梁氏、管氏等注重总结学术经验，撰写了多种讲义。同时岭南地区在对外开放交流中，得风气之先，引种牛痘的先驱邱熺，一门三代中西医汇通的陈定泰家族，以及"中西汇通四大家"之一的朱沛文等，均有较重要学术影响。

到了现代，岭南的医药学家更加注意总结地方医药特色。邓铁涛教授在1986年中华医学会广东分会广东医史分会成立大会上，作了题为《略谈岭南医学之特点》的学术报告，提出了岭南医学的三个特点：①重视岭南地区的多发疾病；②重视岭南地区特产的药材和民间经验；③重视吸收新知。并提出这些特点是与岭南的地理、人文、环境密切关联的。随后，岭南中医各科的理论与临床研究不断发展。2006年广东省启动中医药强省建设，我省中医药界与出版界通力合作，组织编撰并出版了《岭南中医药文库》系列丛书，较全面地总结了岭南名医、名院、名科、名药等成就与贡献，产生了巨大反响。"岭南医学"这一名称，在国内中医学术界得到广泛认同。

岭南医学有何特色？其实，问题的答案就在"岭南"二字之中。关于学术流派，有不同的定义。所谓流，是支流；派，意味着派生。一般认为流派的形成以师承名家为起点，然后源流相继，派生支系，如此不绝。这其实是指以某一杰出人物为中心的单点播散式。而岭南医学，是整个岭南地区中医药群体共同探索的成果，呈现出多线式传播的特点。在岭南医学这一大的学术流派当中，有许多世家流派、专科流派，各有传承。像潮汕地区的"大娘巾"蔡氏女科，有400多年历史，至今已14代。佛山梁财信所创的梁氏伤科，传承至第6代。内科方面有国家大师邓铁涛的邓氏内科流派，针灸有现代"靳三针"流派，皮肤科有国医大师禤国维的岭南皮肤病流派，妇科还有罗元恺的罗氏妇科等，均享誉全国。

如果说以上这些学科与流派是纵向式的线性传播，那么，由于它们共同置身于岭南地域环境之中，面对着同在岭南气候与风俗下生活的人群。中医自古以来就注意地理环境、气候与人的体质对疾病和医药的影响，提出了"因时制宜、因地制宜、因人制宜"的原则。唐代《千金要方》指出："凡用药，皆随土地所宜，江南岭表，其地暑湿，其人肌肤薄脆，腠理开疏，用药轻省，关中河北，土地刚燥，其人皮肤坚硬，腠理闭塞，用药重复。"因此在岭南中医各科的学术中，都存在人群特有性质、地区多发病证与常用地产药材等方面的特色内涵。这些如同横向的纬线，将纵向的各个学科与流派贯穿织成"岭南医学"这一幅大画卷。

由此可见，要想深入地阐明"岭南医学"，需要中医理论与临床紧密合作，各个专科专病各自深入总结，才能为宏观上的规律总结提供具体支撑。自《岭南中医药文库》出版以来，岭南中医药界在理论探讨与临床总结方面又取得了不少新进展。为了进一步总结发展中的岭南医学，我们又策划了《岭南中医药精华书系》，采用开放式系列架构，首批书目规划为80个品种，分为名医卷、世家卷、技法卷、名药卷、名方卷、典籍卷、民族医药卷和港澳卷八大系列：

名医卷：旨在对广东、广西和海南三省区获"国医大师"称号及获批建设"全国名老中医传承工作室"的中医专家，以及部分省级名老中医的学术经验进行总结，成规模展示岭南当代名医的群体水平。

世家卷：以族群记录方式挖掘和整理岭南传承四代以上、特色鲜明、且有代表性传承人的中医世家的传承文化和研究成果，展示世家的临床秘验精华，具有存亡接续的重要意义，填补岭南中医药和文化研究中以往忽视的空白。

技法卷：系统展示入选国家级、省级和市级非物质文化遗产名录的中医药技法项目，以及入选国家中医药管理局"中医适宜技术推广项目"的岭南中医绝技绝学，突出展现岭南中医药技术水平亮点和中医药文化传承成果。

名药卷：系统总结岭南传统"十大广药""四大南药"的历史源流、品种分类、性状鉴别、规范化生产技术、临床功效和古今医家应用经验等，全方位展现名药的文化内涵和实用价值，树立岭南优质中药的品牌形象。

名方卷：着眼于名方传世，注重名方临床实用价值，汇集有确证来源的历代岭南经典名方，同时注重对近现代岭南著名医家名方的搜集和整理。全系列以疾病系统为纲，首次对岭南古今名方的组成、功效、方解和临床应用进行系统展示。

典籍卷：遴选岭南古医籍中在全国影响较大、流传广远的品种，精选古籍善本、孤本，采用校注加研究集成的方式出版，是首次对岭南珍本古医籍的系统整理和挖掘，力求系统展示原味的岭南中医诊疗方法和理论，对丰富中医药从业者治疗手段、提高诊疗水平具有良好的借鉴作用。

民族医药卷：几千年来，岭南各族人民在共同创造具有地域特色的岭南文化的同时，也丰富和发展出具有本民族特色的医药文化，现已有不少民族医药技法列入岭南省、市级非物质文化遗产。本系列对岭南地区瑶族、壮族、黎族、侗族、苗族、京族等各民族医药进行梳理，填补岭南传统医药研究空白。

港澳卷：港澳地区南北交流，中西汇聚，其中医药屡得风气之先，一方面继承着鲜明的岭南中医特点，另一方面又表现出广纳中原和西方医学新知的交融特性，尤其是近代以来活跃着一代代特色鲜明的名医和世家名门，本项目首次将目光聚焦港澳中医药，以点带面展示港澳中医药临床和研究水平。

　　本丛书的策划，是在更大范围和更广深度上对岭南传统医药学术的一次新总结。相信本丛书的出版，将使岭南医学这一富有特色的我国地域中医学术流派的理论内涵更加充实，在理论和临床上进一步发扬光大。

邓铁涛

（国医大师，广州中医药大学

终身教授，博士生导师）

2018年10月

目　录

岭南 **陈氏** 飞针疗法精要

第一章 岭南陈氏针法体系

第一节　岭南陈氏针法溯源

岭南陈氏针法是广州中医世家陈氏家族独创的特色针法，自清末发展至今，先后历经了陈宝珊、陈锦昌、陈全新、陈秀华等五代逾百年的发展，是我国岭南针法学术中具有代表性的一个重要流派。

陈氏针法第一代陈宝珊，于1895年在广州西关开设中医馆，在实践中摸索形成了陈氏针法的雏形。

陈氏针法第二代陈锦昌，子承父业，将诊治病种扩大到内、外、妇、儿、骨伤等各科疾病。

陈氏针法第三代陈全新，承传祖业，长期致力于无痛进针法的研究，独创快速旋转进针法，奠定了我国无痛针学技术的里程碑。

陈氏针法第四代陈秀华带领团队系统挖掘、整理、传承和推广陈全新学术思想、针法体系，使"岭南陈氏针法"学术流派成为岭南中医针灸具有代表性的学术流派之一。

该针法集多种针法特点于一体，包括陈氏飞针法、陈氏分级补泻手法和陈氏导气手法等，最终形成了具有鲜明岭南特色的针灸理论和实践体系。目前，该技术被列入国家中医药管理局"全国50项适宜技术推广项目"，并成功入选第六批广东省非物质文化遗产名录。

其中，陈氏飞针法以无菌、无痛、准确、快速旋转为特点，奠定了我国无痛针学技术的里程碑。

陈氏分级补泻手法受明代杨继洲"刺有大小"之启发，将手法分为补法、泻

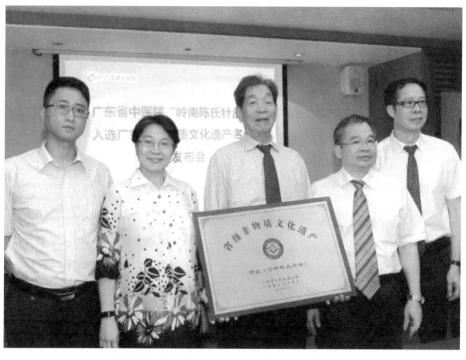

陈氏针法列入第六批广东省非物质文化遗产名录

法和平补平泻三类，并对补法和泻法进行量化，分轻、平、重三级，为针刺手法规范化和量化发展史上质的飞跃打下基础。

　　陈氏导气手法通过针向行气、按压关闭、捻转提插、循摄引导等手法，使经气循经传感、飞经走气、通关过节、气至病所，达到速效之目的。

　　临证治疗方面，岭南陈氏针法以"阴阳互济、通调和畅"为学术思想，遵循"远近取穴通经络、俞募配穴调脏腑、上下配伍和阴阳、左右思变畅六经"的原则，近取治标，远取治本，远近相配，标本兼治，疏通经络；俞募相配，脏病取俞，腑病取募，脏腑同调；上病下治，下病上治，上下相配，阴阳和合；左升右降，左气右血，左右相配，调畅六经。

　　岭南陈氏针法还强调针刺过程中辨证、辨病与辨经相结合，崇尚华佗运针"针灸不过数处""针游于巷"的治法，要求针刺过程应治神调神。

多年来，"岭南陈氏针法"治疗内、外、妇、儿、骨伤等各科常见病和疑难病取得明显疗效，在海内外享有盛誉。

多年来，岭南陈氏针法学术流派以"陈全新学术思想""岭南陈氏针法体系及其临床应用"等主

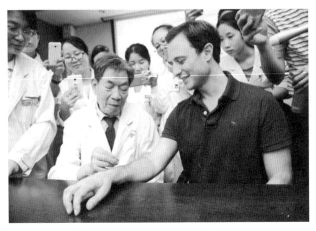

陈全新（左）在为海外医生演示陈氏飞针

题，先后举办国家级及省级继续教育培训班20次，其中国家级12次、省级8次，共培训3 000余名技术骨干，影响范围达30余个省市地区。

这些技术骨干于其行医之地开枝散叶，积极开展师带徒项目和技术培训活动，共培养30 000余名医师，其中非广东省籍学员比例达到54.33%。

陈氏针法流派除了在国内开办传承培训班外，还相继吸引来自英国、美国、日本、法国、澳大利亚、瑞士、加拿大、新加坡、马来西亚等20多个国家和地区、一批又一批的留学生和进修医生前来学习，飞针绝技传五洲。

2009年，该技术入选中华中医药学会、国家局科技开发交流中心等主办的第一届"杏林寻宝"活动，并做现场演示。

2011年，该技术被列入国家中医药管理局"全国50项适宜技术推广项目"。

2015年，"岭南陈氏针法"成功入选广东省非物质文化遗产项目。

2015年，"岭南陈氏针法及相关临床研究"获得年度广东省科技进步二等奖。

第二节　岭南陈氏飞针法

针刺进针与行针寻气、运针催气一样，是临床针刺论治的重要手段，更是施用补虚泻实手法的基础。

总的来说，针刺操作要做到快慢结合，即穿皮宜快、捻针宜慢，指力均匀。如捻针角度过大或只向一个方向搓针，必然会出现《针灸大成》所指"若转太紧，下入肉缠针，则有大痛之患"的状况。

陈氏针法综合多种刺法的优点，并加以改进、创新而独创"快速旋转进针法"，以无污染、无痛、准确、快速旋转进针为特点，这种进针手法因进针快速、手法轻巧、动作潇洒，被称为"陈氏飞针"。

一、疗法沿革

《黄帝内经》中，论述刺法很多，大都是以病位的深浅或疾病的种类，去订立针刺的治疗法则，没有直接提及进针法，如《素问·刺要论篇第五十》曰："病有浮沉，刺有浅深，各至其理，无过其道。过之则内伤，不及则邪从之。浅深不得，反为大贼，内动五脏，后生大病。"

但在《灵枢·官针》五刺中的半刺描述，实为快速进针法的体现。其要求手法轻快，进针浅，进针出针快，后世有人把这刺法称为飞针。《黄帝内经》中云："凡刺有五，以应五脏。一曰半刺；半刺者，浅内而疾发针，无针伤肉，如拔毛状，以取皮气，此肺之应也。"故可以说飞针源于《黄帝内经》。

　　古今文献中单纯论述快速进针法的不多，首度提及"快速"进针法的是金代的何若愚，他在《流注指微赋》中指出："针入贵速，既入徐进。"

　　《医学入门》说："以大指、次指捻针，连搓三下，如手颤之状，谓之飞"此也为快速进针的描述。

　　但不论是快速进针或缓进针，押手占了一个非常重要的地位。《难经·七十八难》曰："知为针者信其左，不知为针者信其右，当刺之时，必先以左手压按所针荥俞之处"，说明了押手的重要性。

　　陈全新长期致力于无痛进针法的研究，在承传祖业，总结并完善了陈氏经络整脊实践和理论之体系，结合窦汉卿《标幽赋》中"左手重而多按，欲令气散，右手轻而徐入，不痛之因"的启示，通过多年的临床实践及探索，结合古今进针法的优点及特性，同时在苏联无痛分娩法和我国梁洁莲所创无痛注射法启发下，在20世纪50年代初先后创造出"牵压捻点法"和"压入捻点法"两种无痛进针法，前者是参照古法之平掌押手法及单刺手抢转法综合改进而成，适用于一般刺激点及身体各部位进针。后者参照古法之拇、食指押手和刺入捻转法综合改进而成，适用于长针刺激时用（如针环跳穴）。此两法是应用刺激点旁押手，分散病人注意力和减弱末梢神经敏感度，然后均匀捻转及以点压手法进针，在避免接触针体的严格消毒原则下，达到无痛进针的效果。

　　20世纪50年代后期，一贯对技术精益求精的陈全新在上述无痛进针法基础上做更进一步的创新，他应用电针机原理，创造出"透电进针法"。此种进针法的原理，是利用透电"押手"，使针刺部位的末梢神经产生短暂麻痹感，以做到针刺时无痛的目的，该法更易于医者掌握与推广。

　　陈全新对古今进针法作了详尽分析比较，到了20世纪70年代，累积了无痛进针的研究心得，了解到针刺消毒的临床需要及西方严格无菌操作的影响，受到何若愚《流注指微赋》的"针入贵速，既入徐进"，和年青当运动员时掷出铁饼高速旋转的启示下，首创了高速旋转、无菌、无痛"岭南陈氏飞针法"，奠定了我国无菌无痛针刺技术的里程碑，同时解决了针刺过程中疼痛和消毒不严的两大技术难题，也为创立"岭南陈氏针法"奠定了基础。

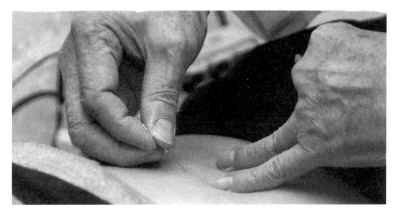

岭南陈氏飞针技术

二、技术操作

施行岭南陈氏飞针法要求要有好的指力，才可在针刺临床上应用自如，其操作上有三大要点：一是持针要紧；二是旋转针柄要快而有力；三是恰当发针距离是针尖距皮肤0.2~0.3寸。

具体操作：持针手用拇、食、中指指腹持针柄，押手将消毒穴位旁皮肤牵压，并固定针刺部位。进针时，刺手的拇指内收，食、中指指腹同时相应外展，作鸟儿展翅高飞状；随着持针指的搓动，毫针旋转加速至高速，在将近抵达皮肤之时，利用刺手向前移动的惯性，用腕、指力将旋转的毫针弹刺入穴位内。值得一提的是，术者腕、指力必须配合协调默契，推进与刺入时机必须适当，水平旋转与垂直刺入两个向量的力必须平衡，才能收到穿刺力强、落点准确的效果。由于毫针是快速旋转刺入，穿透力强，加之刺入迅速，所以患者痛感极微。若熟练掌握，则可达到针刺无污染、无痛，刺入迅速的效果。这种针法对常用的长13~25mm毫针特别适合。

要熟练掌握"陈氏飞针"的操作技巧，必须勤学苦练，只有反复练习，才能增强指力和动作的协调。如放针过早则刺入力量不足，放针太慢则形成反弹力，针被弹飞，成为戏言中的"飞针"。可见，针刺进针并非只是简单地将针刺入，而是一项复杂、细致的手法技巧和医疗艺术。

三、传承创新

陈氏学术在传承的过程中不继创新，第四代传承人陈秀华在第三代传承人陈全新的指导下，结合自身的学习和临床体会，以及对技术要点的掌握和领悟，把飞针操作的步骤提炼分解，总结出"飞针"练习四部曲，分别为徒手练习、捻针、持针垂直旋转刺入及摆动旋转刺入，使岭南陈氏飞针初学者由易到难，由浅入深进行学习，更能把握飞针的特点，使练习者培训周期由三年缩短为三个月，促进这针法传承推广，对流派的传承发展做出贡献。

第三节　陈氏分级补泻手法

陈氏飞针法在针刺补泻法上颇具特色，并认为恰当地运用补泻手法是针刺取效的关键。

陈氏经过多年的临床实践和总结，受杨继洲"刺有大小"之说启发，把补泻手法量化、技术操作规范化，创立了以辨证施治为基础的分级补泻法。同时，陈氏将徐疾、捻转等补泻法加以提炼改进，执简驭繁，创造了一套较规范的、行之有效、简便易行的独特针刺补泻手法——分级补泻手法。根据患者不同的生理病理状态，将补泻手法各分为三级：轻补、平补、大补与轻泻、平泻、大泻。不同的补泻，除了体现在不同的操作手法中，还有其不同的主客观指征。

一、补刺手法

在针刺得气的基础上，运针以慢按轻提（缓慢按入，轻快提出），小角度（180°~270°）捻针为主，留针15~20分钟。根据不同病情及针下气至情况，可分为3级。

1. 轻补

慢按轻提运针，并结合刮（拇指或食指指甲在针柄上下刮动）或弹针。

2. 平补

慢按轻提运针，同时结合小角度轻捻针。

3. 大补

慢按轻提运针，结合快速小角度捻针及提插。

4. 补刺的主客观指征

针下现得气，针感向近端（或沿经）扩散，或现微温感，或可见针刺部肌肉有轻微颤动，针下徐缓。行针的强度以患者有相对舒适感为度，刺后病情有所改善。

二、泻刺手法

在针刺得气的基础上，运针以速按慢提（较快而重地按入，提针较慢），较大角度（360°或以上）捻针为主，留针20~30分钟或观病情需要适当延长。根据不同的病情及针下气至情况，可分为3级。

1. 轻泻

速按慢提运针，结合较大角度捻针及提插。

2. 大泻

速按慢提运针，结合大角度捻针及较重力提插。

3. 平泻

行针操作介于轻泻与大泻手法之间。

4. 泻刺的主客观指征

针下现得气，针感向远端（或沿经）扩散，或感针下微凉，或可见针刺部肌肉、肢节轻微跳动，针下沉紧。施用泻刺手法针感较强，但以不超过患者的耐受量、刺后病情有所减轻为度。

在针刺得气的基础上，运针以缓进缓退为主，以中等度捻针（不超过360°），施用手法后以患者有较强针感，而无明显不适为度。

三、分级补泻手法需辨证论治

分级补泻法是以辨证为基础的。《素问·调经论》云："百病之生，皆有虚实，而补泻行焉。"针刺是以整体观念为基础的一门学科，在辨证过程中，不但要根据脏腑经络、四诊八纲辨明病位与属性，确定相应的治则，而且在论治时，也要贯彻这些原则。

因此，合理的补泻手法，应根据辨证施治原则，从整体观念出发，按照个体不同的生理、病理状态而决定（如体质、病情及病的不同阶段、年龄、情志、住地气候环境以及针下气至盛衰等情况），把补虚泻实的原则性和当时的病情灵活地结合起来。

基于上述原则，陈氏参照古代有效的捻转、徐疾、提插手法，通过不同的运针操作把补泻量化，相对地分为三种，即轻补（泻）、平补（泻）、大补（泻）。

不同的补泻，除了体现在不同的操作手法外，还有其不同的主客观指征。故补泻手法施用应贯穿于整个施治过程。辨证用补或泻，还需根据病情及针下气至情况，辨证地施用不同的治疗量（这和药剂按不同病情，施用不同剂量同理）。

例如治疗胆道蛔虫绞痛，用大泻手法针刺阳陵泉，当病情改善后，可改用中泻或轻泻，使经络气血保持通畅则可。分级补泻手法不能简单地以"强弱刺激论"一言蔽之，现代有人把补虚泻实的手法简化为"轻刺激为补，重刺激为泻"，这样的说法是不正确的。

补法可重可轻，泻法也可重可轻，所以杨继洲有"刺有大小"，有"平补平泻"与"大补大泻"之别。在具体应用时，根据病情又分多种不同的治则，如补虚又分为阴虚、阳虚、气虚、血虚和某一脏腑之虚，而采用养阴、温阳、益气补血和调补脏腑之虚，在采用针刺补法治疗各种虚证时，可出现大小刺激的针刺手法；泻实又分为表实、里实、气实、血实和某一脏腑之实，而采用发表、攻里、破气、泻血和疏泄所病脏腑之实邪，在采用针刺泻法治疗各种实证时，也可出现大小刺激的针刺手法。以上各种治则，采取分级补泻手法进行补泻时，需要根据患者的具体情况，具体穴性，辨证论治采用一定量的补和泻。

第四节　陈氏导气手法

陈氏针法施治崇尚华佗"针灸不过数处"及运针"针游于巷"的治法，善用导气补泻手法。他引用《素问·宝命全形论》中"如临深渊，手如握虎，神无营于众物"的论述，认为针刺者必须细致观察针下"气至"的情况。其操作方法如下。

一、针向行气

针刺达到一定深度，行针得气后，将针尖朝向病所(或欲传导之方向)，用捻转手法为主促使经气朝该方向传导，一般来说，针尖方向与针感传导方向一致。

临床上可在进针时即将针尖直指病所，然后行针得气，得气后再用行气手法逼气上行至病所。

二、捻转提插

以针向行气为基础，施小幅度快速提插捻转，可促使针感循经传导。对此，《针灸问对》说"将针提按，或进或退，使气随针到于病所"。《针灸大成》说"内捻针使气下行至病所""外捻针令气向上而治病"。

三、按压关闭

充分运用押手，按压针柄或按压针穴上下，以使针感向预定方向传导。

1. 按压针柄法

即术者用中指和无名指放在针柄之下，食指按压针柄，持续按压10~20分钟，此法需在针向行气基础上进行，其用力大小可根据得气感应的强弱程度来决定。

2. 按压针穴法

即用左手拇指按压针穴上下，关闭经脉的一端。《金针赋》说："按之在前，使气在后；按之在后，使气在前。"即按压针穴上方，可使针感向下传导；按压针穴下方，可促使针感向上传导。

四、循摄引导

本法可在进针前或进针得气后应用。在进针前，先循经脉路线用拇指指腹适当用力按揉1~2遍，再用左手拇指指甲切压针孔，直至出现酸麻胀感沿经传导，再行进针。

在进针得气后，可将左手4个手指(拇指除外)垂直放在皮肤上呈一字形排开放在欲传导的经脉上，在行针(捻转提插)同时一起加力揉动，或逐次反复加力，各指位置在经脉路线上亦可以不固定，而是在其适当部位进行循摄按揉。前者可用于头面及距病所较近的针穴处，后者则用于距病所较远的远道穴位。

例如，医治一因精神受刺激致头侧、胸胁剧痛3天的外籍患者。症见神情焦躁、面赤，诉头侧、胸胁阵发疼痛，如刺如钻，舌质红，苔薄黄腻，脉弦。证脉合参，病因情志不遂，致肝、胆气郁而成病。治以疏通厥阴、少阳经气为主，先刺太冲(左)，进针后气至紧而疾，施用提插捻转导气泻法，患者感针下微凉，针感沿足抵胸胁，痛感渐缓；再刺风池(右)，针下气至微紧，用捻转导气泻法，运针后头痛立已。翌日复诊，诸症消失。

第二章 岭南陈氏针法学术精粹

第一节　岭南陈氏针法学术思想

陈氏在针灸临床方面，提倡在秉承中医传统技法的同时，要乐于接纳新的思维，承先启后，勇于创新。其所创立的"岭南陈氏针法"学术思想，以"阴阳"为主导，认为脏腑阴阳失调，是疾病发生和发展的根本，故在进行针灸临床治疗时，常以中医的整体观为指导，辨证辨经，以针施治，达到调和脏腑阴阳、治愈疾病为目的。

一、学术思想

阴阳是两个相对的概念，表里、上下、左右、寒热、气血、脏腑、远近等，都可被相对地分属为阴或阳，阴阳不平衡，自然问题便会出来了。

陈全新教授中医理论根底深厚，临床经验丰富，针灸临证以调整人体阴阳为主导，推崇以"阴阳互济、通调和畅"为其学术思想，并以"远近取穴通经络、俞募配穴调脏腑、上下配伍和阴阳、左右思变畅六经"为取穴原则，在针刺临床治疗提出"近取治标，远取治本，远近相配，标本兼治，疏通经络，调和阴阳""俞募相配，脏病取俞，腑病取募，阴阳相对，脏腑同调""上病下治，下病上治，上下相配，阴阳和合""左升右降，左气右血，左右相配，阴阳互济，调畅六经"的治疗法则。

陈氏在临床治病诊证，选经择穴，施行手法，都无不以这些原则为指导，调整阴阳，疗效卓著。《难经·七十二难》曰："调气之方，必在阴阳者，知其内外表里，随其阴阳而调之"。以下简述其选穴原则在临床上的应用。

1. 远近取穴通经络

陈氏在针灸治疗时，常用远道取穴法，与邻近取穴法相配合，以治疗疾病。如治疗阳明头痛，会先取阳明经的远程合谷穴，再在头痛部位找痛点，或选头痛部位附近穴位配合治疗。循经远道选取的穴位主要以肘或膝以下的五输穴为主，它们是十二经、十五络之气上下出入之处，故选取这些穴位进行治疗，配合局部穴位施治，可起联络远近、疏通经络、调和阴阳、加强疗效的作用。

2. 俞募配穴调脏腑

俞穴是五脏六腑之气输注于背腰部的腧穴，属阳；募穴是五脏六腑之气结聚于腹部的腧穴，属阴。脏腑阴阳失于平衡，是导致疾病的一个重要因素，陈氏在辨证、辨病、辨经的基础上，治疗有关脏腑的疾病时，常使用俞募相配，使阴阳相对，脏腑同调，随症加减，加强疗效。如治疗大肠相关疾病时，分别会选取大肠经的募穴天枢和大肠的背俞穴，俞募相配。《难经·六十七难》的"五脏募皆在阴，而俞在阳者，何谓也？然阴病行阳，阳病行阴，故令募在阴、俞在阳"，指出施行针刺治疗脏腑疾病，是以从阳引阴，从阴引阳为原则。

3. 上下配伍和阴阳

临床上，陈氏非常熟识穴位的特性，在施行针灸治疗时，会因病情病因的不同，而选取适当的穴位，上病下取，下病上取，如胃部疾病，取下肢足三里；小儿遗尿取中极、关元等。这样针刺治疗疾病，上病下治，下病上治，上下相配，阴阳和合，针到病除。

4. 左右思变畅六经

陈氏在经络应用方面有深厚的根基，注重经络辨证，他常利用经脉有左右联络的关系作用，在针灸临床上采用左病取右、右病取左的针刺治法。这种针刺疗法在古时称为巨刺和缪刺，其分别在于深刺与浅刺，巨刺主要刺经穴，治经脉病变，缪刺刺井穴出血，治络脉病变。临床如在针刺治疗时取患侧腧穴效不显者，取健侧相对穴位获效者，正是此治则，可做到左右思变，阳阳相配，调畅六经，针到病安。

二、诊治原则

陈氏在进行针灸临床诊治时，严谨遵循中医理论的指导，配合其在临床时的体验，总结出一套"岭南陈氏针法"临床诊治原则，简述如下。

1. 强调辨证施针

陈氏认为进行针灸临床论治必先辨证，这才不违中医辨证论治的基本原则。中医针灸理论，是中医学理论中的重要一部分，在中医经典《黄帝内经》中，论述针灸的内容就占了很大的篇幅。在进行针灸临床诊治时，除了要有纯熟的施针操作手法外，还须遵循中医理论的法则，才能辨证准确，对疾病的论治做出适当的判断及处理。《灵枢·九针十二原》中的"凡用针者，虚则实之，满则泻之，宛陈则除之，邪盛则虚之"道出了针灸治疗的总原则。

2. 奉行循经取穴

"循经取穴"，包括循经远道取穴和循经近部取穴，是指在辨明证候的前提下，并在经络学说的指导下，辨析与病变有关的经脉，再循这些经脉选取相关的穴位，进行针灸治疗的取穴法。

"循经取穴"是"岭南陈氏针法"临床指导思想的体现，以实现其近取治标、远取治本，脏病取俞、腑病取募，上病下治、下病上治及左升右降、左气右血等原则的临床指导，达到防治疾病的目的。

3. 推崇用穴精简

陈氏崇尚华佗"针不过数处"的治法，在临床所见，其选穴精简，每次治疗选取的穴位，一般不超过6穴，遵循"针不过数处"的用穴思维。陈氏认为要实现用穴精简，便要在中医基础及经络学说方面建立扎实的根基，临床诊治时辨经、辨病、辨证要明确，配合特定穴位的应用，如俞募穴、八会穴等。治疗时要配合针刺手法得宜，治疗疾病时便能起到预期的治疗效果。

4. 重视经络辨证

陈氏在针灸临床上，重视经络辨证，推崇《灵枢·刺节真邪》"用针者，必先察其经络之虚实，切而循之，按而弹之，视其应动者，乃后取之而下之"之说。在中医针灸经络学说的指导下，结合中医四诊八纲，通过辨证辨经分经论治，辨明病部、病位，循经选穴操针施治。其通过施针手法，调整病情偏盛，补虚泻实，疏通经络，恢复气血阴阳平衡，以达防病治疗的目的。治疗内、外、妇、儿及骨伤等各科疾病起到积极的指导意义。

（1）从不同病候、归经及证候群等进行经络辨证。

辨经络循行部位病变经络联络上下左右，把人构成一个有机的整体，它内联脏腑，外络肢节，使气血流注循环不息，在正常的情况下，机体的各个功能互相协调，但当人体遭外邪或内邪侵袭时，脏腑经气便会出现失调而发生病变。在针灸临床诊治上，常以十二经脉表现出来不同的病理形态特性，进行辨证、辨经、确定病位。例如：症见肺出现胀满、气喘、咳嗽、锁骨上窝及上肢内侧前缘痛等，为肺经的病候，这也是常用的审证分经论治法。

（2）辨经络脏腑络属病变。

十二经脉，各有其循行专属区，当脏腑出现病变时，这些相应的循行专属区域，会有相应的病态反应，表现可分为整体症候或局部病变。故除了辨明病属何经外，还要结合其他病征，通过四诊、八纲等辨明病因病证。

（3）辨经络局部病变。

根据中医的经络学说，各经络之间有着紧密的联系，故在人体出现病变时，反映出来的症状是互相联系的。有时，脏腑经络的病候还未显现，而局部已可测知，这就为辨证论治提供了依据。例如：背部俞穴、募穴阳性反应物的循按、经脉循行部位出现过敏性压痛、热、厥冷等的局部经络异常现象，常可为针灸治疗辨证提供重要的依据。

（4）辨局部同症病属何经。

根据中医经络学，十二经脉中五脏六腑皆有直属和络属的关系，当人体受外邪或机体出现病变时，可在同一区域出现有相类似的症状，此时便需根据经络的络属关系及特点，加上脏腑病机及其他症候，辨明病属何经。

5. 注重治神与守神

陈氏十分强调针刺治疗的治神与守神，它贯穿于针刺操作的全过程，是进行针灸治疗时的基本。这是一个合格针灸医师应具备的条件。

《灵枢·终始》所说"专意一神，精气之分，毋闻人声，以收其精，令志在针"，《素问·宝命全形论》的"如临深渊，手如握虎，神无营于众物"，《标幽赋》的"目无外视，手如握虎，心无内慕，如待贵人"，都是强调治神的具体要求。

而守神，一是指医者在进针后要专心体察针下是否得气，注意患者神的变化和反应，并及时施以适当的补泻手法；二是要求患者心定神凝，体会针刺感应，专心注意于病所，促使气至。将调神、治神、守神贯穿于整个针刺过程中，从而调摄五脏，通达情志，在临床可广泛应用于情志病的治疗，如失眠、焦虑等。陈全新教授治神与守神经验总结如下。

（1）针刺前必须定神和重视心理安慰。

进行针刺前，医患双方都须调整心情，患者心情安宁，才能表现出真正的脉象，而医者情绪稳定，才能详察审察患者的形神变化。此外，施针前医者要详细向首次进行针刺治疗的患者进行讲解，了解针刺治疗的效应，并根据患者当时的情绪、反应等作适当的心理安慰，消除患者对针刺顾虑，增强患者对针刺治疗的信心，以配合治疗。

亦即《灵枢·师传》所说"告之以其败，语之以其善，导之以其所便，开之从其所苦"。

（2）针刺时强调医患合作。

针刺时术者要心神合一，目无外视，属意病者，审视血脉，令志在针，意守针尖，迅速穿皮刺入。刺入后静候气至，仔细感受针下感觉以辨气，适当调整针刺深浅及方向，注意患者的神态变化，尽量使患者神情安定。并嘱患者仔细体会针下感觉，配合治疗。正如《素问·针解篇》所说的"必正其神，欲瞻病人目，制其神，令气易行也"。

（3）针后注意养神。

针刺之后宜嘱患者稍事休息，安定神志，勿大喜、大怒、大悲、大忧，以免耗散正气。如能配合静功修炼、按摩穴位及耍太极拳等养生方法，对巩固疗效是大有帮助的。

三、养生思维

1. 提倡调神宁心，慈俭和静

陈全新教授认为养生的第一要义就是"调神"和"宁心"，以《养生三要》

中所言"慈""俭""和""静"四字诀作为准绳。

"慈"是指万物皆怀有慈悲及敬畏之心,不做损人害人之伤天害理之事。养生必先养德。

"俭"是指在万事上经常考虑节约俭朴之意。

"和"指人常和悦,则心气冲和而五脏安。在谈论到养生之道方面,陈氏认为乐观豁达,心境平和,随遇而安是主要的关键。

"静"包含了两层含义:一层是劳逸适度,另一层是心灵恬静,亦指安静、清静和平静。

有人认为,养生理念其实是一个人的生活态度的总括,而养生过程则是道德自我完善的过程,如《寿世保元》所言"惜气存精更养神,少思寡欲勿劳心。食惟半饱无兼味,酒止三分莫过频。每把戏言多取笑,常含乐意莫生嗔。炎凉变诈都休问,任我逍遥过百春"。

2. 经络养生

历代养生家把调神调息作为益寿延年的重要养生及防病手段,《淮南子》说:"神清志平,百节皆宁,养性之本也;肥肌肉,充肠腹,养生之末也。"说明调神是养生的重要手段之一,不重视调神养生,只靠营养保健食品、药膳汤水滋补,是难以达到健康长寿的目的。《黄帝内经》也云:"经络者,所以能决生死,处百病,调虚实,不可不通。"说明经络在调治养生是分不开的。

陈氏认为养生理念是一个人生活态度的总括,在长期的自身实践探索和经验积累中,逐步研究并开拓了独特的养生理论,把养生融会到日常施针治疗的过程中。针灸临床重视经络辨证,提倡治神与守神,在针刺导气循经感传治疗的同时,注重"调神养息",指出在"慈""俭""和""静"养生四字诀中,"静"是调息调神的关键,故进行针刺治疗时要环境安静;医患思想清静;医者呼吸平静,神志专一,排除杂念,目无外视,这些都是调神调息养生的基本原则。

岭南陈氏导气手法为患者针刺治疗时的同时，医者调神调息以调整自身脏腑气血，疏通经络，达到调和阴阳，通调五脏六腑等作用，成为一套岭南陈氏调神、调息、调气的经络养生法。

第二节　岭南陈氏针法学术特点

岭南陈氏针法在针灸学科的临床中，善于将辨证、辨病与辨经相结合，体现了鲜明的学术特点。

一、运用中医理论，辨证施治

陈氏在临证中，尤其注重阴阳五行、脏腑经络及四诊八纲等中医基础理论，擅长以脏腑五行相生相克的关系作为临床诊治的依据。

如治疗高血压病患者肾阴亏虚、肝阳上亢的眩晕，根据"水生木"的五行相生理论，用平补手法刺太溪、肾俞，以达到滋水涵木的目的。

又如治疗上腹持续疼痛，根据"木克土"的相克理论，肝木太过，导致脾胃失调，采用调肝健脾法，刺太冲、阴陵泉治疗，疗效显著。

但陈氏强调，运用五行学说，必须结合脏腑的生理功能和病情灵活运用，不能机械套用五行的推演归类，以免导出错误的结论。

《灵枢·经脉篇》记载的"盛则泻之，虚则补之，热则疾之，寒则留之，陷下则灸之，不盛不虚，以经取之"和"菀陈则除之"的治疗原则，确立了针灸论治的纲领。

陈氏认为，临床应根据疾病的寒、热、虚、实，辨证运用调和阴阳、补虚泻实、扶正祛邪的施治方法。总的来说，根据八纲辨证运用针灸，阴证宜深刺久留，多用灸法；阳证宜浅刺，不留针或短暂留针，少灸或不灸。确定针灸的治疗原则后，根据病情的轻重缓急，遵循"治病必求其本"的原则针对疾病的本质进行治疗，但也要根据具体情况灵活运用。

二、取穴配伍，辨证施治

1. 针刺取穴

陈氏针法特别强调针刺取穴先后次序的灵活运用。由于每一穴位的主治功能不同，因此取穴时就有主穴与配穴之分。

临床应用时，应根据病情分清主次，灵活选择取穴的先后次序。如发作性痛症，宜先刺远隔穴位，运用导气手法，通过经络的远隔诱导作用，使疼痛改善后，再刺痛处穴位，就可避免病变部位因过敏而引起的肌肉紧张，造成进针困难，加剧疼痛。又如胃脘痛常先刺远端足三里，再取中院；三叉神经痛先泻合谷，再取头面部穴位。可见，取穴先后次序的不同直接影响着临床疗效。

2. 配伍选穴

临证选穴配伍，陈氏倡导按照"循经取穴"的原则，以脏腑经络理论为指导，根据病机和证候，在其所属或相关的经脉上选穴配方。

（1）循经远道取穴：在明确辨证的前提下，直接选取与病情有关经脉上的穴位进行治疗。

临床上常取经脉循行远隔部位（肘、膝以下）的经穴如五输穴，作为主穴或配穴。这些穴位是十二经、十五络之气血上下出入的处所，具有远近联系的功能，对本经头面、躯干、脏器疾病，有直接的治疗作用。陈氏常常提及的"四总歌诀""肚腹三里留，腰背委中求，头项寻列缺，面口合谷收"，正是临床常用而有效的"循经远道取穴法"的高度概括。

在临床具体运用时，以本经取穴和他经取穴多见。

本经取穴：多用于治疗本经脏腑、器官的病变，如手厥阴经病变出现的心绞痛、心悸取内关；手太阴经病变出现的咳嗽取尺泽，咯血取孔最；手少阳经病变出现的头痛取外关等。对肢体的疾患，采用本经远隔取穴，也能收到较好的疗效，如肘痛取合谷，下肢外侧牵痛或小腿腓肠肌痛取环跳等。

他经取穴：根据脏腑经脉的络属和经气循气流注的特点，选用表里经、同名经有关穴位进行治疗，如风寒咳嗽，根据经脉的相互络属关系，取肺经太渊和大肠经合谷；胃病取胃经足三里和脾经的公孙等。

根据同名经经气流注的特点，胃火牙痛取足阳明经内庭和手阳明经合谷；肝气郁结引起的胸胁痛，刺手厥阴经内关和足厥阴经太冲等。

根据经脉的左右对应联系特点，采用"左病取右、右病取左"的左右交叉取穴法，古称"巨刺"和"缪刺"。巨刺治病在经脉，刺经穴；缪刺治病在络脉，刺井穴出血。

根据互刺取穴的原理，临床上对患侧取穴疗效不明显者，陈教授喜取健侧相对的穴位治疗，多获奇效。此外，还有中病旁取、远近取穴等多种取穴法，临床上可酌情选用。

（2）循经局部取穴：根据"以痛为腧"的原则，直接选取患部经脉循行所达的穴位，以局部取穴为主，如眼病取睛明、耳疾取听宫、膝痛刺犊鼻等。但对某些局部的疾患，如化脓性疾患、不明原因的肿块、局部疤痕或血管疾患等，均不宜在病变部位直接取穴，而应选用稍远离患部的邻近穴位。

三、灵活补泻，辨证施治

1. 补泻手法的灵活运用临床上，尤其重视针刺手法

陈氏认为恰如其分地运用补泻手法是针刺疗效的关键，尤其赞赏明代针灸学家杨继洲提出的"刺有大小"之说，提出规范化的"分级补泻手法"，认为进针

得气后，应根据个体生理、病理状态的不同和气至盛衰辨证施治，采用不同的运针强度、频率和持续时间，将补针和泻针分为轻、平、大三类，即大补、平补、轻补；大泻、平泻、轻泻；平补平泻共七法，进而总结出既具有传统内容，又具有规范操作的"分级补泻手法"。

对不同的患者，辨证施用不同的针刺手法，这是可以理解的。但对同一病人，在同一针刺过程中，也不是一成不变的，应根据治疗过程中病情的变化，灵活辨证施治。

如曾治一例胆绞痛发作患者，采用大泻法针刺阳陵泉后，绞痛已明显缓解；继刺其他穴位时，则改用平泻法，使经气保持通畅，从而达到治疗的目的。

2. 导气手法的灵活运用

陈氏崇尚华佗"针灸不过数处"及运针"针游于巷"的治法，善用导气补泻手法。临证时，针刺者必须细致观察针下"气至"的情况。如治一因精神受刺激导致偏头痛、胸胁剧痛3天的患者。诊见：神情焦躁，面赤，头侧、胸胁阵发疼痛，如刺如钻，舌质红、苔薄黄腻，脉弦。证脉合参，病因情志不遂，致肝胆气郁而成病。治以疏通厥阴、少阳经气为主。先刺太冲（左），进针后气至紧而疾，施用提插捻转导气泻法，患者感针下微凉，针感沿足抵胸胁，痛感渐缓；再刺风池（右），针下气至微紧，用捻转导气泻法，运针后头痛止。翌日复诊，诸症若失。

3. 进针手法的灵活运用

针刺进针与行针寻气、运针催气一样，是临床针刺论治的重要手段，更是施用补虚泻实手法的基础。总的来说，针刺操作要做到快慢结合（即穿皮宜快、捻针宜慢），指力均匀；如捻针角度过大或只向一个方向搓针，必然会出现《针灸大成》所指"若转太紧，下入肉缠针，则有大痛之患"的状况。陈全新教授综合多种刺法的优点，并加以改进、创新而独创"快速旋转进针法"，以"无痛、无菌、准确、快速旋转进针"为特点，这种进针手法因进针快速、手法轻巧、动作潇洒，故被称为"陈氏飞针"。

具体操作方法：持针手用拇、食、中指指腹持针柄，押手将消毒穴位旁皮肤牵压，并固定针刺部位。进针时，刺手的拇指内收，食、中指指腹同时相应外展，作鸟儿展翅高飞状；随着持针指的搓动，毫针旋转加速至高速，在将近抵达皮肤之时，利用刺手向前移动的惯性，用腕、指力将旋转的毫针弹刺入穴位内。

值得一提的是，术者腕、指力必须配合协调默契，推进与刺入时机必须适当，水平旋转与垂直刺入两个向量的力必须平衡，才能收到穿刺力强、落点准确的效果。

由于毫针是快速旋转刺入，穿透力强，加之刺入迅速，所以患者痛感极微。若熟练掌握，则有消毒无菌、针刺无痛、刺入迅速的效果。这种针法对常用的0.5~1寸毫针特别适合。

四、病案举隅

张某，男，35岁，工人。

主诉：左下肢疼痛1周。患者连日于冷气库工作，初感左下肢疼痛，继而举步艰难，弯腰及提腿则感刺痛从臀部向下肢放射，需由人扶持来诊。无明显腰足挫伤史。检查：精神疲倦，左足活动明显受限，皮肤发凉，因痛沿足太阳经走向，秩边、承扶、委中和昆仑穴处均有明显压痛，直腿抬高30°则出现剧烈掣痛，腰触痛不明显。舌淡、苔薄白，脉细数。证脉合参，此属劳倦正虚，兼受寒邪侵袭，寒凝经络，致气血凝滞，不通则痛。诊为膀胱经筋痹（寒湿型）。治以温经散寒，通经活络。用平补平泻法，针灸并施。

取穴：①主穴取秩边、委中、昆仑；②配穴取肝俞、脾俞、足三里。

刺法：毫针刺秩边、委中、昆仑，进针得气后行顺时针捻转导气法，患者渐感针下有一股气上下流动，疼痛随即减轻。

配合加温灸肝俞、脾俞、足三里时，患者感觉热从背腰向足放散，留针20分钟。出针后，患者仍可感觉热气，原厥冷病足转暖，举步已不需人扶持，伸展足掣痛明显改善。针灸后，于患者左耳坐骨神经点埋针，并嘱患者家属自行用艾条隔姜片温灸针刺部位。

二诊：可独自来诊，足痛大减，夜能安寐，除弯腰、提腿左足微牵拉痛外，步行无掣痛，直腿抬高可达70°，舌淡红、苔薄白，脉缓。前法合度，仍按原法施治。

三诊：足痛消失，步履如常。乃除去埋针，仍嘱患者自行按上法用艾条温灸，以巩固疗效。

第三节　颈椎病治验

颈椎病又称颈椎综合征，是一种以退行性病理改变为基础的疾患。主要由于颈椎长期劳损、骨质增生，或椎间盘脱出，韧带增厚，致使颈椎脊髓、神经根或椎动脉受压，出现一系列功能障碍的临床综合征。现将陈氏针法治疗颈椎病的经验总结如下。

一、治病必求于本，重视脏腑经络辨证

颈椎病在中医属于"痹证""痉证""头痛""眩晕""项强"等病范畴。早在《黄帝内经》中就有关于颈椎病的论述。《素问·六节藏象论》有："肾者，主蛰，封藏之本，精之处也。其华在发，其充在骨。"《素问·经脉别论》云："食气入胃，散精于肝，淫气于筋。"《素问·痹论》也曾记载："痹久入深，营卫之行涩，经络时疏。"从上文中不难看出：肾主骨，肝主筋，骨的生长、发育、修复既有赖于脾胃之气的运化、肝的疏泄，又依赖肾精所提供的营养和推动。

基于古代先贤的理论，陈氏也认为颈椎病的病因归根求源责之于肝、脾、肾三脏。在经络循行上，陈氏指出足太阳膀胱经"循肩髆内，夹脊抵腰中"，足少阳胆经"下耳后，循颈，行手少阳之前，至肩上，却交出手少阳之后，入缺盆"，手太阳小肠经"出肩解，绕肩胛，交肩上"，手少阳三焦经"上贯肘，循臑外上肩"，手阳明大肠经"入肘外廉，上臑外前廉，上肩，出髃骨之前廉"。

由此可见，足太阳膀胱经、足少阳胆经及手三阳经均循行过颈肩部，在取穴时注意患者疼痛部位与经络循行的关系，这是取穴的重要步骤。

陈氏秉承古训，以脏腑辨证为基础，选用相应的背腧穴进行治疗，配合经络循行辨证进行选穴，既补益了肝、脾、肾三脏，又疏通了局部的经络，可谓相得益彰。

此外，对于颈椎病病因的治疗也至关重要。陈氏常言，"所谓痹者，各以其时，重感于风寒湿之气也""其风气甚者为行痹，寒气甚者为痛痹，湿气甚者为着痹也"。意思就是：行痹又称风痹，常有疼痛游走，痛无定处，时有恶风发热的特点；痛痹又称寒痹，具有疼痛较剧，痛有定处，遇寒痛增，得热痛减，局部皮色不红，触之不热的特点；着痹又称湿痹，具有肢体关节酸痛，重着不移，或有肿胀，肌肤麻木不仁、阴雨天加重的特点。因此，临床过程中对病因的治疗也至关重要。

选穴时除了使用脏腑经络辨证之外，行痹可加膈俞、血海、风池、风府、风市等。其中膈俞、血海有"治风先治血，血行风自灭"之义，风池、风府、风市又有祛风息风的功效。痛痹可加肾俞、关元等穴，以培补肾阳，驱寒外出，着痹也可加阴陵泉、足三里以健脾运脾除湿。治疗的同时也可配合火罐及艾灸以更好地驱邪外出。

二、用穴如用兵，重视取穴精炼

古人云：用药如用兵，在精不在多。针灸的选穴直接影响着治疗的效果。

陈氏推崇古代华佗的"针灸不过数处"的思想，主张取穴的精良，避免重复取穴。陈氏常用的基本处方是大杼、新设、百劳、风池等穴位。临证中再根据不同的患者配以相应的脏腑辨证、经络辨证以及病因辨证选穴，并且在治疗过程中左右交替取穴。这样，每次治疗取穴基本在5个穴位之内，减轻了患者的痛苦，有效地避免了穴位的疲劳性，最大限度发挥了穴位的功效。

三、飞针导气，重视分级补泻手法

陈氏重视针刺手法，认为恰如其分地运用补泻手法是针刺取得疗效的关键。他赞赏明代针灸学家杨继洲提出的"刺有大小"之说。在临证中，他根据患者不同的生理和病理状态采用不同的运针强度、频率和持续时间。将补泻手法各分为3级：轻补、平补、重补与轻泻、平泻、重泻，进而总结出既具有传统内容，又有规范操作的"分级补泻手法"。如果说针刺取穴是疗效的重要组成部分，那么导气手法就可谓"重中之重"了。翻阅古代文献，历代医家多重视针刺手法。早在《灵枢·五乱》就有："徐入徐出，谓之导气。"《灵枢·小针解》也明确指出"上守机者，知守气也""针以得气，密意守气勿失也"。《灵枢·九针十二原》"刺之要，气至而有效"。"气至病所"是一个古老的经络问题，是指针刺后经气从刺激点到达病所的一种针刺手法，它是针灸取穴能否取得疗效的关键。陈氏十分重视导气手法的运用，推崇《素问·宝命全形论》中的"如临深渊，手如握虎，神无营于众物"。他"遵古而不泥古"，将古代的行气手法与临证相结合总结出以下的行气手法。

（1）针向行气：针刺达到一定的深度，行针得气后，将针尖朝向病所，再次刺入或按针不动。

（2）捻转提插：以针向行气为基础，施小幅度快速提插捻转，可促使针感行经传导。

（3）按压关闭：充分运用压手，按压针柄或按压针穴上下，以使针感向预定方向传导。

（4）循摄引导：进针前，先循经脉路线用拇指指腹适当用力按揉2遍，再用左手拇指指甲切压针孔，直至出现酸麻胀感，再行进针。

陈氏认为，在颈椎病的治疗中，如果以上导气手法运用得当，常效如桴鼓。颈椎局部疼痛不甚的患者中，可采用局部"捻转提插""按压关闭"的行气手法；在颈椎局部疼痛较甚的患者中，主张先取远端穴位为主，在针刺得气后在远端施行"针向行气""循摄引导"的手法以激发经气，使"气至病所"，并让患者适当运动颈部以促进局部经气的流通，当局部肌肉紧张缓解后，再进行局部施针。

四、病案举隅

汤某，女，79岁，退休工人。2010年11月初诊。

因颈项部痹痛1周余就诊。既往项背反复痹痛3年余，1周前因阴雨天气变化，颈项部痹痛呈进行性加重，伴颈项俯仰、提肩活动受限，每于劳累后加重，纳可，眠差，夜尿2~3次，大便烂，舌淡红，苔薄腻，脉滑。证脉合参，本病以项背痹痛为主症，患者年迈，肝脾肾亏虚，气血不足，寒湿之邪乘虚侵袭经络，滞留不去，致经络不通而成病。痛有定处，其苔腻、脉滑、大便烂为湿邪停滞之象，证属寒湿滞络，与肝脾肾有关，治宜调肝益肾，散寒除湿通络。诊断：项痹（寒湿型）。治法：散寒祛湿，行气通络。针用平补平泻法。

取穴：大杼、外关、运动中枢。

刺法：大杼，针尖朝下，行轻捻转导气法；外关，行逆捻转导气法，使经气上行；余穴刺以平补平泻法。

艾条温灸：大杼、脾俞、肾俞。

耳穴贴压：肝、肾、颈（贴3天）。

二诊：患者精神转佳，表情和缓，诉颈项疼痛减轻，但活动时仍疼痛，且夜间痛明显，纳可，眠一般，大便烂，夜尿2~3次，舌淡红，苔薄腻，脉滑。针刺取穴：脾俞、肾俞、足三里、新设、血管舒缩区。刺法：脾俞、肾俞行捻转补法；余穴刺以平补平泻。此方与上方交替使用。

三诊：患者精神佳，神情柔和，颈项部活动自然，独自而来。患者诉静止时颈项部疼痛消失，纳眠可，大便调，夜尿1~2次。舌淡红，苔薄白，脉缓。

患者颈项疼痛消失，乃寒湿邪渐祛，经络已通之象。滑脉转为缓脉，湿之邪已去，本虚显露。苔由白腻转为薄白、大便不烂、夜尿减少，乃寒湿将尽除，阳气渐复之象。诸症渐减，辨治得当，遵原意继续治疗巩固疗效。

后患者因他病就诊，述颈部疼痛未再发作。

第四节 痹症治验

一、重视辨证，明确诊断

《素问·痹论》载"风寒湿三气杂至，合而为痹也"，同时指出由于三气偏胜不同，"风气胜者为行痹，寒气胜者为痛痹，湿气胜者为著痹"。痹证的发生又与四时季节气候有关，"以冬遇此者为骨痹，以春遇此者为筋痹，以夏遇此者为脉痹，以至阴遇此着为肌痹，以秋遇此者为皮痹"。

《济生方》说："皆因体虚，腠理空疏，受风寒湿气而成痹也。"当正气亏虚时，邪气可从五脏之背俞穴或六腑之合穴直接侵入脏腑，也可因病邪久留肌肤不愈而内舍脏腑成为脏腑痹证。

中医学的辨证施治是指导临床诊治疾病的原则，它以整体观为基础，以宏观角度，根据患者临床表现的证候，通过四诊八纲诊察，区别为不同的证型，施用补虚泻实治法，调和阴阳平衡而达到治疗疾病的目的。陈氏参照痹证的病因病机，结合风寒湿邪偏胜、病邪伤人的部位、深浅以及患者的体质情况不同而出现的症状，将常见的运动系统痹证分为行痹、痛痹、着痹和热痹四类，并提出辨证纲要和临床治则。

行痹为风邪偏胜之疾，由于病属阳邪，病初起邪盛而正气未虚，邪正相持于卫分，故有发热、恶风、头痛、历节痛等表邪症状，如病势持续加重，反复发作，阳气则极易虚损而导致脏腑受累，甚至出现心悸、气短等症状。

痛痹临床上以虚寒型多见，是寒邪入络所致，由于寒邪属阴邪，病久未愈可致气血受寒而凝滞，除见关节疼痛日益加重外，病变关节逐渐出现屈伸不利、强直或拘急，并伴有眩晕、心悸和自汗等一派虚象。

着痹主要是气血受湿所致，由于湿邪为阴邪，湿性凝滞，故疼痛部位固定不移，出现肢体疲倦、胸腹胀满等湿象。热痹为热盛之疾，多因里热郁结而成，或内有血热，复感外邪而痹阻脉络而诱发，故除了有关节疼痛外出现一系列热邪偏盛的热象。

二、辨证取穴，综合治疗

中医学认为，经络"内属于脏腑，外络于肢节"，有运行气血、协调阴阳的功能，是联系脏腑与体表的主要通道。穴位是散布在经络上的点，是脏腑经络气血输注、出入、结汇的部位，它们之间有着不可分割的密切联系。因此，经穴能反映出所属脏腑经络生理功能和病理变化的状态，也能调治相关脏腑经络的疾病。临床实践证明，分布在十二经的穴位，可因其所脏腑的经络不同，而具有不同的性能。

陈氏崇尚华佗"针灸不过数处"，取穴精少，处方严谨是他针灸学术特色之一。根据《素问·痹论》中"五脏有俞，六腑有合，循脉之分，各有所发，各随其过则病瘳"的论述，陈氏认为应在辨证明确的前提下，采用整体与局部相结合的取穴原则。

对于痹证，急性期选病变关节远隔或邻近循经所过的穴位，慢性期可选邻近或局部循经所过的穴位，然后根据临床辨证分型，行痹配伍风穴，如风池、风门、风市等，以祛风邪；痛痹配伍局部"阿是穴"，适当选配肝俞、脾俞、肾俞、膈俞等背俞穴及大椎、足三里等，针灸并施；着痹配伍五脏背俞穴及关元、气海、三阴交等穴；热痹适当配伍解热穴，如曲池、大椎、合谷等，速刺商阳、委中出血。

另外，陈氏还经常配伍头皮针和耳穴，上肢配伍对侧运动区中1/3，下肢配对侧运动区上1/3；"肝主筋""肾主骨""脾主肌肉"，故耳穴常取肝、肾、脾及相应关节部位，有益气、健脾阳、壮肾元和养血舒筋等作用，使筋强骨坚四肢实，正气得补，脏腑阴阳得调，风寒湿邪得以祛除，则痹证可愈。

三、准确取穴，分级补泻

陈氏在取穴时，既重视按照《灵枢·骨度》所记载的尺寸标准，以及手指比量法，更重视体表标志及简便取穴法。正如《标幽赋》所说的"大抵取穴之法，必有分寸，先审其意，次观分肉，或伸屈而得之，或平直而安定。"

陈氏认为，临床选穴固然重要，取穴的准确性则是重中之重，如果取穴不准，再好的辨证和选穴都是枉然，即使足三里、三阴交等这些临床常用的穴位，陈氏也是一一定位，准确取穴。

"快速旋转进针法"是陈氏针灸学术中又一特色。金代徐若愚倡导"针入贵速，既入徐进"，陈氏在此基础上，优选古今进针法之长处，根据多年的临床实践，创造了独特的"陈氏飞针法"，被誉为"东方神针"。其方法就是通过手前冲的惯性，将快速旋转的针叩刺入皮下。

具体操作：押手拇、食二指固定已消毒的穴位，持针手用拇、食、中三指指腹握持针柄，放于刺入穴位的一侧，当持针手向穴位移动，拇指内收，食、中二指同步做外展动作，将针快速转动，在针处于快速转动的同时，通过手腕和手指的力量准确地将针旋转刺入皮下。这种进针方法具有无污染、准确、无痛和快速的特点。

《素问·离合真邪论》曰："吸则内针，无令气忤；静以久留，无令邪布；吸则转针，以得气为故。"陈氏指出，合理的补泻手法，除了根据不同的病情、体质、年龄、情志、气候、环境等因素外，还要密切注意个体的差异性，以及针下气至盛衰情况，也就是说采用补泻手法，应根据不同的矛盾，用不同的方法去解决，补泻手法施用恰当与否直接关系着临床疗效，补与泻、过或不及，均可导致疗效不佳，甚至会造成病情恶化。

由此陈氏创立了分级补泻的针刺手法，即：①轻补：慢按轻提运针，结合轻刮或轻弹；②平补：慢按轻提运针，结合小角度轻捻；③大补：慢按轻提运针，结合较快速小角度捻转和提插；④轻泻：速按慢提运针，结合较大角度捻转和轻提插；⑤大泻：速按慢提运针，结合大幅度捻转和较重力提插；⑥平泻：刺法操作介于轻泻与大泻之间。陈氏按照《黄帝内经》"盛则泻之，虚则补之，热则疾之，寒则留之，陷下则灸之，苑陈则除之"的原则，根据痹证的分类和患者体质、情志确定治疗法则，运用分级补泻的手法进行治疗，取得了很好的疗效。

四、病案举隅

李某，女，46岁。2009年4月6日初诊。

主诉：双膝关节疼痛4个月余。

现病史：4个月前受凉后出现双膝关节肿胀、疼痛，行走困难，自行涂抹红花油后症状稍减，未进一步治疗，最近阴雨天出现上述症状加重。现症状：双膝关节疼痛，双小腿少许酸软，膝关节肤温略高，可见脉络迁曲，活动稍受限，负重差，有明显行走绞解锁、打软腿情况，上下楼有明显跟步。双膝关节局部肿大畸形。纳可，睡眠一般，二便调。舌暗淡，苔薄黄，脉滑细。X线片示双膝关节均可见裸间隆起，髌骨缘骨质增生，内侧关节间隙变窄。

中医诊断：痹证（风寒湿型）。

西医诊断：双膝关节骨性关节炎。

治疗：①头皮针取运动区上2/5；②体针取血海、膝眼、阳陵泉、足三里、阴陵泉；③耳穴取肝、肾、膝关节。运用快速旋转进针法进针，行平补平泻手法，得气后留针20分钟，起针后用王不留行籽压耳穴。

治疗结束时患者症状明显减轻。第2次治疗时头皮针和耳穴取穴不变，体针：梁丘、鹤顶、足三里、阳陵泉。以后交替运用，共6次治疗痊愈。

【按语】此患者辨证当分标本。其本为"肝肾亏虚"。肝主筋，肾主骨，患者膝关节活动不利，牵拉样感觉，此为筋脉不利；膝关节局部略有畸形，膝部酸软，此为骨髓不坚。双膝关节X线片示双膝关节退行性骨关节病，此亦可作为骨髓不坚之佐证。其标为"寒湿瘀热"。"风寒湿三气杂至，合而为痹"。患者病机为肝肾不足，正气不充，寒湿内蕴，感寒而发，湿瘀互结，郁久化热。陈氏选穴用临近取穴、循经取穴、辨证取穴相结合，运动区上2/5主治下肢病症；阴陵泉可祛寒除湿，血海可以养血化癖，足三里则可以补脾以实肢体，阳陵泉属筋之会，膝为筋之腑，故诸穴共用可以活血化瘀，消肿止痛。而耳穴取肝肾和膝关节则可以滋补肝肾，强壮筋骨，以达到治疗膝关节疾病的目的。

第五节　面瘫治验

　　面瘫是一种常见病，可发生于任何年龄，青壮年居多，无明显季节性，如治疗不当可留下后遗症而影响容貌。现择其经验介绍如下，以飨同道。

一、辨证辨病结合

　　陈氏注重从整体观念出发，应用阴阳五行、脏腑经络及四诊八纲等中医基础理论进行辨证论治，并且也善于应用现代医学手段获取临床资料协助诊断。

　　他认为现代医学不断发展，对疾病的病因、病理认识比较深入细致，在疾病的发生、发展和预后的判断上把握比较准确。因此在诊治周围性面瘫时，他强调把辨证和辨病结合起来，可以更全面、更准确地诊断治疗。

　　面瘫是一种以口眼向一侧歪斜为主要症状的疾病，现代医学将其归于面神经麻痹，并分为周围性和中枢性，临床以周围性面瘫为多见。周围性面瘫是由面神经本身病变所引起，多由病毒、细菌感染引起，也可由外伤、肿瘤导致，其中以因茎乳孔内面神经非特异性炎性反应导致的面神经水肿、变性、麻痹最多见，称为特发性面神经麻痹。

　　陈氏临证将周围性面瘫分为原发性和继发性两类。从现代医学病因学分析原发性面瘫以面神经炎（非化脓性）常见，发病多与病毒感染有关；继发性面瘫多由邻近组织、器官的炎症、肿瘤或创伤等引起。陈教授认为原发性面瘫多因体弱、正气不足，为风寒邪乘虚侵袭、邪气滞留经络、致气血运行失调所致，属风寒犯络型，若能及时采用针灸治疗，疗效较好；继发性面瘫多由乳突炎、带状疱疹、外伤、面神经肿瘤术后等疾病引起，中医认为是因热毒或瘀血阻滞经络而发病，属热毒伤络或血瘀阻络型，此类需配合其他疗法，针对原发病进行治疗，才能达到比较好的治疗效果。

二、选穴精炼

陈教授施治崇尚华佗的"针灸不过数处"的针灸理论，故临床治疗选穴少而精，面瘫治疗时选穴一般为4个，最多不超过5个。陈教授认为用药如用兵，用针更如用兵，如果选穴过多，那可供交替使用的穴位很少，同一穴位多次反复使用容易产生穴位、经络疲劳现象，反而降低针刺的疗效。

而且在面瘫不同的分期需选用不同的穴位，疾病初起时（一周内），选穴以远道循经取穴为主，局部尽量少取，甚至不取，以免加重病情。属风寒犯络型者一般选合谷、足三里，以调理阳明经气血而祛风寒；属热毒伤络型者取曲池、外关、风池等穴，以清热凉血、疏通经络；属血瘀阻络型者取血海、三阴交等穴，以活血通络。

中期选穴分为4组，第1组（眼周穴位）：太阳、鱼腰、阳白、攒竹；第2组（面颊部穴位）：翳风、颧髎、四白、迎香；第3组（下颌部穴位）：颊车、大迎、地仓、承浆；第4组（四肢穴位）：外关、足三里、合谷等。每次从4组中各选用1个穴位，共4个穴位针刺，穴位交替使用。

晚期视患者恢复情况选穴，如眼睑闭合不全选太阳、鱼腰、四白；面肌松弛选下关、颧髎、迎香；口角下垂选地仓、颊车、承浆等疏通局部经气；晚期患者脉络气血不足，此时需选用背俞穴，如肝俞、脾俞或足三里等，以补益气血。对于病程超过2个月以上的患者，会出现病久脉络失养、阴阳失衡的情况，此时需选用健侧的穴位，以调节患侧和健侧的阴阳平衡。

三、善用导气补泻

陈氏认为针刺治疗面瘫行针导气是非常重要的一步，理气通经是提高疗效的基础，他施治崇尚华佗"针游于巷"的行针理论，注重针感传导和气至病所。他常引用《素问·宝命全形论》中"如临深渊，手如握虎，神无营于众物"的论述，认为针刺者必须细致观察针下"气至"的情况。并且认为恰当地运用补泻手法是针刺取效的关键。

他根据明代针灸学家杨继洲提出的"刺有大小"之说，提出了规范化的"分级补泻手法"。他认为进针得气后，应根据个体生理、病理状态的不同和气至盛衰的情况而辨证施治，即给予相适应的补或泻的治疗量，并按不同的运针强度、频率和持续时间，将补法和泻法各分为3级：轻补、平补、大补与轻泻、平泻、大泻。

陈氏治疗面瘫时面部穴位针法十分讲究，早期浅刺、轻刺，不提插，不用电针，以免加重病情；中期采用平补平泻；晚期健侧用泻法，患侧用补法。他将面部穴位分为3个区域，不同的区域针刺方向有所不同，眼周穴位如太阳、鱼腰、阳白、攒竹，针刺方向斜向眼部，得气后采用捻转法运针，使针感向眼部传导；面颊部穴位如翳风、颧髎、四白、迎香，针刺方向斜向面颊部，得气后采用捻转法运针，使针感向面颊部传导；下颌部穴位如颊车、大迎、地仓、承浆，针刺方向斜向下颌部，得气后采用捻转法运针，使针感向下颌部传导，面部穴位一般不采用大补大泻手法。而远道循经取穴如曲池、外关、合谷、足三里、风池等，背俞穴如肝俞、脾俞等，采用导气法使针感向上传导、扩散，可以根据患者病情选择适宜的补泻手法，以疏通经络、调理气血。

四、灵活配合其他疗法

临证时，常根据面瘫患者不同的辨证类型和时机，而选配一些其他治疗方法，可以大大提高面瘫的治疗效果。

陈氏认为继发性面瘫单纯采用针灸疗法效果不理想，临床需要"汤药治其内，针灸攻其外"，如属热毒伤络所致的面瘫，结合内服清热解毒、凉血活血、祛风通络的中药，如板蓝根、鱼腥草、黄芩、赤芍、丹参、钩藤、僵蚕等，发挥针药相辅相成的作用，可以收到满意的治疗效果。

风寒犯络型面瘫多因体弱，正气不足，为风、寒邪乘虚侵袭，邪气滞留经络，致气血运行失调而致。早期即可在地仓、颊车、鱼腰、太阳、风门、大椎等穴处配合艾条温灸，或应用温针治疗，起到温散风寒、补益气血的作用，可以显著提高治疗效果，缩短治疗时间。

陈氏在治疗面瘫时还经常配合使用头针，头针疗法是根据大脑皮质的功能定位，在头皮上划分出相应的刺激区进行针刺以治疗各种疾病的一种方法，具有疏通经络、改善神经的传导功能和调节神经肌肉兴奋性的作用。治疗面瘫时一般选用对侧的面部运动区（运动区下2/5）或者对侧的面部感觉区（感觉区下2/5）针刺，进针后快速捻转1~2分钟，可以促进面神经损伤的修复。

对于治疗一些陈旧性面瘫，陈氏临证会根据患者的症状，选取局部穴位用梅花针叩刺。如眼睑闭合不全者可以用梅花针在眼周轻轻叩刺，以太阳、鱼腰、四白穴为重点；面肌松弛可以用梅花针在面颊部轻轻叩刺，以下关、颧髎、迎香穴为重点；口角下垂可以用梅花针在下颌部轻轻叩刺，以地仓、颊车穴为重点。梅花针叩刺可以起到疏通患部经络气血的作用，加速患部神经、肌肉功能康复。

五、病案举隅

患者，男，14岁。2010年2月21日初诊。

主诉：右口眼歪斜8天。

病史：于8天前晨起漱口时发现口角漏水，口角歪向左侧，曾在当地某医院就诊，经服中西药物无效，病情继续加重来诊。刻诊：右眼不能闭合、流泪，口角向左歪斜，右侧面部不能做蹙额、皱眉、鼓颊等动作，进餐时食物滞留于右侧齿颊之间。查体：神清，右眼闭合不全，右侧额纹、鼻唇沟变浅，舌淡、苔薄白，脉浮。诊为周围性面瘫（原发性），证属风寒犯络，治以祛风散寒、养血通络。

治疗：①头皮针取左侧运动区下2/5；②体针取右侧太阳、颊车、足三里。面部穴位平补平泻，足三里进针后针尖斜向上运针，平补，留针20分钟。③面部穴位配合艾条温和灸10分钟。

第2天复诊，患者诉右侧齿颊之间残留食物减少，治疗取右侧翳风、攒竹、大迎、合谷。面部穴位采用平补平泻法，合谷进针后针尖斜向上运针，平补，留针20分钟。然后配合艾条温灸大椎、风门10分钟。

第3天就诊诉右眼流泪减轻，治疗取右侧阳白、颧髎、地仓，左侧足三里。针刺方法同首诊，面部穴位配合艾条温和灸10分钟。

第6次就诊时，患者口眼歪斜减轻，右眼能闭合，口角收缩好转，头针治疗取左侧运动区下2/5，右侧太阳、颊车、足三里。面部穴位平补平泻，足三里用补法，留针20分钟。温灸风池、肝俞10分钟。

患者经12次治疗口眼歪斜症状消失，治愈。

六、体会

针灸是治疗面瘫最有效的方法之一，但是不同的针刺方法治疗效果相差较大。陈全新教授诊治时提倡将辨证和辨病结合起来，既注重从整体观念出发，应用中医基础理论进行辨证论治，又结合应用现代医学手段获取临床资料。因此对面瘫的发生、发展和预后判断更全面、更准确，治疗上更有针对性。临床应用针灸治疗面瘫时选穴精炼，注重行针导气，倡导分级补泻，还根据面瘫不同的时机、类型配合一些其他疗法，大大提高了面瘫的治愈率，值得借鉴。

第六节 面肌痉挛治验

面肌痉挛属中医学"睥轮振跳""筋惕肉""瘛疭"等范畴。《张氏医通·瘛疭》曰："瘛者，筋脉拘急也，疭者，筋脉弛纵也，俗谓之抽。"本病临床上多表现为一侧面部阵发性、不规则性、不自主的抽动，常始于眼睑附近，渐往下向面部其他肌肉发展，严重者整个面部的肌肉均剧烈抽动，属临床常见病及难治病。

陈氏通过多年来对面肌痉挛的临床诊疗观察，积累了丰富的经验，形成了自己独特的诊疗思路，临床疗效显著。兹将其针灸治疗面肌痉挛的经验简介如下。

一、病因病机

《素问·阴阳应象大论》载："风胜则动。"陈氏认为，本病病因当责之于"风"，病机为风滞经络。并认为内风、外风均可引发本病。其一，《素问·风论》有"风者百病之长也"，外界风邪侵袭面部，局部经络痹阻，气血运行不利，肌肉筋脉失于濡养，故致面肌拘急弛纵。其二，《审视瑶函·睥轮振跳》有"此症……人皆呼为风，殊不知血虚而气不知顺，非纯风也"，劳倦、久病等导致人体正气不足，阴血亏虚，血虚生风，阻滞于面部经络，也能引起本病。

二、辨证施治

按病因分类，陈教授将面肌痉挛分为风邪袭络型和虚风内动型。

1. 风邪袭络型

因外界风邪直接侵袭面部经络而致病。多见于疾病初期，以表证
实证为主，患者体质多壮实。

（1）症状：面肌拘挛、抽搐、跳动，可伴患侧恶风，恶寒，发热，鼻塞，流涕，头身疼痛等。舌淡红，苔薄白或薄黄，脉浮。

（2）治则：解表祛风通络，针用平泻法。

（3）取穴：主穴取太阳、风池、合谷、颊车、翳风、焦氏头针舞蹈震颤区（对侧）；体针择取2~3穴。恶寒发热配外关、大椎；流涕配印堂；颈项强痛配大杼。太阳、风池止眼周抽动；颊车、翳风住嘴周疼挛；合谷通阳明而调面部经气；焦氏头针舞蹈震颤区解痉止抽。

配穴外关、大椎祛风解表；印堂宣通鼻窍；大杼祛风止痛。耳穴取肝、目、神门、口、面颊、肺；每次择取3~4穴，用王不留行籽贴压单耳。

（4）刺法：太阳穴以针尖斜向眼球方向刺入，风池以针尖斜向外上方向刺入，颊车以针尖斜向嘴角方向刺入，焦氏头针舞蹈震颤区沿头皮平刺，合谷以常规针刺方向刺入。

以上各穴得气后均施以平泻法（舞蹈震颤区逆时针方向捻针360°，其余各穴逆时针方向捻针360°后重按轻提），使针感向针尖所指的方向传导。

2. 虚风内动型

因劳倦、久病等致阴血亏虚，血虚生风而致病。多见于疾病中后期，以虚证为主。

（1）症状：面肌麻木弛缓，微微抽动，时发时止，可伴面色无华，头晕头痛，耳鸣目暗，腰膝酸软，肢体麻木，爪甲不荣等。舌质淡，少苔或中裂，脉细。

（2）治则：养血祛风通络。针用平补法，针灸并施。

（3）取穴：主穴及方义同上。阴虚配三阴交；脏腑虚弱配相应背俞穴，如肝俞、脾俞、肾俞等，可用灸法。

配穴三阴交滋补三阴经而息风止痉；取相应背俞穴固本培元。耳穴取肝、目、神门、口、面颊、脾、肾；每次择取3~4穴，用王不留行籽贴压单耳。

（4）刺法：主穴针刺方向同上，各穴得气后施以平补法（舞蹈震颤区顺时针方向捻针180°，其余各穴顺时针方向捻针180°后重提轻按），使针感向针尖所指的方向传导。

三、病案举隅

患者，女，78岁。2005年10月8日就诊。

病史：患者14年前因过度劳累出现右下眼睑处不自主跳动，并逐渐扩展到右侧嘴角，跳动次数由每天2~3次渐增加至每隔几秒钟1次。曾间断于中西医眼科及西医神经科门诊治疗，症状无明显改善，多方打听后遂到陈全新教授门诊就诊。症见面色苍白，右下眼睑及嘴角频繁不自主跳动，爪甲不荣，入睡困难，纳差，大便溏，日两次，小便调。检查见患者表情痛苦，右下眼睑及嘴角频繁不自主跳动，局部感觉正常，睁眼时右眼裂比左眼裂小约5mm，舌质淡，苔薄白，脉细。辨证为肝脾血虚，虚风内动。治拟柔肝健脾，养血息风。

治疗：取穴太阳（右）、翳风（右）、三阴交（左）、焦氏头针舞蹈震颤区（左）。太阳、翳风、舞蹈震颤区用平补法；三阴交用迎随补法。翳风、三阴交得气后接G6805-1低频电脉冲治疗仪，用密波，频率约1.2Hz，以患者耐受为度，通电20min。

耳穴取肝、脾、目、神门。用王不留行籽贴压单耳，两天后换另一侧。

二诊（2005年10月10日）：患者诉眼睑及嘴角仍有跳动，但频率稍减少，余同前。继续加强柔肝健脾、息风止痉之力，取风池（右）、颊车（右）、三阴交（右）、合谷（左）；风池、颊车、合谷用平补法，三阴交用迎随补法。三阴交、合谷按上法使用电针。耳压处方同上，贴压另一侧耳。

三诊（2005年10月12日）：患者诉眼睑及嘴角跳动频率及幅度继续减少，睡眠好转，大便开始成形，余同前。治法合度，按前法交替取穴，隔天针1次。

八诊（2005年10月22日）：患者诉眼睑及嘴角跳动频率及幅度减少，睡眠、食欲好，大便成形，每日1次，面色较前红润。舌淡红，苔薄白，脉细。余同前。治疗初见成效，继续加强补虚之力，仍按前法交替取穴，每次于肝俞、脾俞直接行麦粒灸各9壮，隔天治疗1次。

十五诊（2005年11月5日）：患者诉眼睑跳动频率及幅度大减，嘴角跳动已不明显，纳眠可，二便调，面色红润，体重增加。舌淡红，苔薄白，脉缓。

患者面肌痉挛症状已明显得到控制，遂按前法继续治疗，每隔3~4天治疗1次。又治10次后，患者症状消失，随访半年未复发。

四、体会

《素问·至真要大论》云："诸风掉眩，皆属于肝。"《银海精微》云："胞睑为肉轮，属脾土。"陈氏认为，本例患者年过七旬，气血渐衰，肝脾血虚，日久生风，虚风内动，故牵拽胞睑、嘴角而振跳。眼睑及嘴角跳动、面色苍白、爪甲不荣为肝血亏虚，虚风内动之象；纳差、大便溏、舌淡、脉细为脾虚之征，故治疗时以柔肝健脾，养血息风为则。

《四总穴歌》云："面口合谷收。"《玉龙歌》云："头面纵有诸样症，一针合谷效通神。"故取合谷。《圣惠方》谓太阳穴"理风，赤眼头痛，目眩涩"。《针灸大成》称风池穴"主目眩苦"。故两穴善治目疾。且太阳位于胆经循行所过之处，风池为胆经穴，肝胆互为表里，两穴均能制肝风而止抽搐。翳风、风池均属"风字穴"，善息风止痉；三阴交为肝脾肾三阴经交会处，用迎随补法能调补远隔脏腑病变，柔肝健脾，养血息风；舞蹈震颤区为随症取穴，颊车为局部取穴。每组4个穴位，远近相配，标本兼治。协同耳压镇静止抽，直接灸补益肝脾气血。整个处方紧扣"柔肝健脾，养血息风"的原则，使经脉得养，肌筋功能得以恢复正常。在临床上，陈全新教授崇尚华佗"针灸不过数处"之法，精于辨证，处方严谨而用穴精当。

在治疗面肌痉挛时，陈氏认为，直接针刺或电针面部抽动局部反而会加剧肌肉痉挛，加重病情，故应避开病变部位，循经取穴；在诊治过程中，他一再告诫我们要善于辨证并注重补泻手法的使用。陈全新教授针灸治疗面肌痉挛的宝贵经验，为面肌痉挛的治疗开拓了思路，值得我们后学者总结学习。

第七节　失眠治验

　　失眠症是以睡眠障碍为唯一的症状，其他症状均继发于失眠，包括难以入睡、睡眠不深、易醒、多梦、早醒、醒后不易再睡、醒后感觉不适、疲乏或白天困倦。长期的失眠不仅可引起明显的精神苦恼，降低活动效率，甚至影响正常生活。

　　陈氏认为治疗睡眠障碍，要身心同调，除了通过针灸改善患者各种失眠症状以外，还要注重调整患者的心理和生活状态，现将其经验介绍如下。

一、失眠源于营卫不调、心神失养

　　失眠属于中医学"不寐"的范畴。关于它的病因，历代医家论述各有所长，具有代表性的是明代张介宾在《景岳全书·卷十八·不寐》中所云"不寐证虽病有不一，然惟知邪正二字则尽之矣，盖寐本乎阴，神其主也，神安则寐，神不安则不寐，其所以不安者，一由邪气之扰，一由营气之不足耳"，说明营气不足（大病、久病、温热病、恶性病心营暗耗）减弱了与其他脏腑交通互助功能，主导功能继而无权；另有"卫气内伐，独行于外"，共同导致脑神失养或邪扰脑神，进而出现神不归舍，最终表现为失眠。

　　陈氏认为，除了营卫不调外，因心位于上焦，主血而藏神，一旦气机失和，宗气不畅，则心血为之瘀阻，心神失养或心神不安，常致失眠多梦，甚至胸痹心痛；若气机逆乱，上乘于心，致心神错乱，则恶梦易醒、惊悸怔忡。总而言之，心神失养，失去对其他脏腑的指挥能力，继而出现不寐。

二、调神宁心助睡眠

《黄帝内经》云："心者，君主之官也，神明出焉。"陈氏主张"调神宁心"来改善睡眠质量，从针灸治疗原则到心理疏导到养生保健都离不开"心"的调摄。

1. 无痛飞针宁心神

纵观历代医家的经验，针灸治疗睡眠障碍的效果众所周知，确有疗效，且不良反应小。但由于针灸操作较为复杂，初使用时，常常因医者进针操作欠熟练而增加患者痛苦，甚至引起滞针或晕针，一方面严重削弱了患者对针灸治疗的信心，另一方面也因在治疗过程中给患者一种不良刺激，减弱了大脑皮层的反射及调整机制，因而也直接或间接地减弱了针灸应有的治疗效果。

陈氏在苏联"无痛分娩法"和我国梁洁莲所创"无痛注射法"启发下，长期致力于"无痛进针法"的研究。他对古今进针法做了详细分析比较，经过长时间临床探索，在20世纪50年代初创造出"牵压捻点法"和"压入捻点法"两种无痛进针法。其进针法集多种刺法优点，由于针是快速旋转刺入，故穿透力强，刺入迅速，痛感极微，而且由于医者持针手指不接触针体，更有效防污染，故深受患者欢迎。"岭南陈氏飞针"在继承传统针刺的基础上，达到在手法上实现无痛、准确、快速进针、防止污染等效果，且具有自己的一套独特的治疗睡眠障碍的辨证理论体系，尤其对长期的失眠，只要充分掌握针刺要领和相关的辨证理论，其疗效是其他方法不可比拟的，因此是一项基层医院值得推广的中医特色诊疗技术。

2. 三穴为基安心神

陈氏善用神门、三阴交、安眠穴为主穴治疗失眠。神门，古代全身遍诊法三部九候部位之一，为手少阴心经之动脉，即中部人，以候心气，为心气出入之门户，临床有宁心安神的功效。

神门又为心经的输穴和原穴，《素问·咳论》云："治脏者，治其俞。"且原穴具有能补能泻、阴阳双调的特殊沟通作用，所以对于各种原因引起的心神不安均有良好的调节作用，可治疗心神不宁之失眠，故取之以为主穴。张介宾在《景岳全书·卷十八·不寐》中云："盖寐本乎阴，神其主也，神安则寐，神不安则不寐"，明确提出了"寐本乎阴"的概念。神的功能是以"阴"这一类的生命物质做基础的。血者，阴之类也，随气上下内外而行以濡润周身。心神只有在得到血液滋养的情况下才能安于舍宇之内，人体才能获得正常睡眠。肝脾肾脏，属阴，对血液的正常运行和代谢有重要影响，对心神安定与否也有比较重要的意义。

三阴交是足太阴脾经在小腿部的腧穴，因其是肺脾肾三经的交会穴而得名，针刺此穴可以滋补肺脾肾阴，对于因肝脾肾三脏的气化功能失常所致的疾病均可起到调理作用。故其可宁静心神、调整睡眠，与神门相须而行，相得益彰。

安眠穴为治疗失眠症的有效经验穴位，有镇静安神之功。从现代医学角度来看，刺激头部穴位可解除脑血管痉挛，改善局部微循环，同时可刺激大脑皮层，抑制大脑异常放电，使人体达到真正放松状态而睡眠。

陈氏认为神门、三阴交、安眠三穴为治疗失眠的特效穴，三穴相合共起到镇静安神、宁心安眠的特效作用，在治疗失眠症中根据辨证分型加配穴位则效果更佳。

3. 行针出入显神效

陈氏对行针手法颇有研究，善用手法催（候）气、行气、补泻，认为因人、因病、因时恰如其分地运用补泻手法是针刺取效的关键，而得气是施用补虚泻实手法的前提和基础。他指出，针下气不显，除了要考虑取穴及刺法是否准确外，还要注意个体差异性。一般而论，体质弱、气血虚的患者针下气至多迟而弱，需要运用捻、捣、刮、弹等催气手法，促使脏腑经络气血功能旺盛。得气后运针导气，使气至病所是刺法的重要内容，针刺治病必须在正确辨证基础上，采用不同的补泻手法才能取得较好的疗效。

早在《素问·调经论》中就提到"百病之生，皆有虚实，而补泻行焉"。长期的临床实践，使陈氏对此有深刻的体会和独到的见解，结合自己的心得而独创了一种较规范化的分级补泻手法。该法采用不同的运针强度、频率和持续时间将补虚泻实的治疗量相对地分为轻、平、大三类（即轻补、平补、大补；轻泻、平泻、大泻）。

因此，在治疗失眠的时候，也会根据患者的虚实情况给予不同的补泻手法。陈氏针刺的行针操作包括多种手法，但常常是综合使用，从进针、探寻针感（寻气）、施用补或泻手法到退针，都有不同的操作手法。

治疗失眠时常用以下几种行针手法：

（1）飞：即用手持针、搓捻针柄，搓捻后立即放手离开针柄，一搓（捻）一放或三搓（捻）一放，如飞鸟展翅状的辅助手法。主要用于催气、行气。

（2）留：即针刺得气以后，将针体留置于穴内一定时间。留针在临床上有3种意义，一是候气，针感不明显时，稍留针等候气至，"静以久留，以气至为故，如待所贵，不知日暮"（《素问·离合真邪论》）；二是保持针感，使气血调和，有增强镇静的作用；三是留针期间，根据病情需要再给予适量的刺激，以增强疗效。

（3）退：指治疗后将针退出穴位的方法。退针不能一拔而去，宜将针缓慢捻转上提，待针尖至皮下后，稍作停留（防止突然急拔针引起患者恐惧或针口出血），然后将针退出，随即用消毒棉签按压针孔，并稍加按压，以防出血并消除针孔不通感，正如《金针赋》中说："出针贵缓，太急伤气"。

4．察言观色调心身

"精神内守"是中医重要的养生观点之一，陈全新教授临床治病非常重视精神因素。《素问·疏五过论》云："凡未诊病者，必问尝贵后贱，虽不中邪，病从内生，名曰脱营；尝富后贫，名曰失精。"意为凡是在诊断疾病之前，必须先询问患者有关的生活情况，如果患者以前地位高贵而以后失势变得卑贱了，这种患者往往有屈辱感，情绪抑郁，虽然没有遭受外界邪气的侵袭，疾病也会从身体内部产生，这种疾病叫作"脱营"；如果患者以前富有而后来贫困了，往往在饮食和情绪上受到影响，而产生疾病，这种疾病叫作"失精"。

无论是"脱营"还是"失精"，都是由于情志内伤而耗营伤精所致，症见失眠多梦、形体消瘦、精神憔悴、食欲低下、惊悸健忘、四肢痿废等。指出这类病症往往使人体"外耗于卫，内夺于营"，而预后不良。即使是"良工"（指高明的医师）也容易"诊之而疑"。该篇又说："诊有三常，必问贵贱，封君败伤，及欲侯王。故贵脱势，虽不中邪，精神内伤，身必败亡。"意思是说，有的人由高贵变得卑贱，由富裕变成贫穷，或者在权力斗争中失败，或者所愿不遂，这种人最易造成"精神内伤"。给这种人诊病，绝不能只满足于一般的望、闻、问、切，还必须做到"察言观色"，详细了解其心理和精神状态。因为他们在心灵上受到了重大打击，往往感到精神沮丧，所以极易酿成严重的疾病。此类患者单靠药物是治不好的，尤其应当在心理方面进行多方开导，使之尽快尽早摆脱精神沮丧的状态，再辅之以药物方可取效。否则非但难以治愈，还会不断加重病情，甚至酿成"身必败亡"的恶果。

5．治神、守神和养神

"治神"才能"调神"。陈老强调针刺时要重视医患合作：进针时术者要全神贯注，目无外视，属意病者，审视血脉，令志在针，意守针尖，迅速"飞针"

刺入。随时注意患者的任何神态变化，正如《素问·针解篇》所云："必正其神，欲瞻病人目，制其神，令气易行也。"同时，《素问·宝命全形论》亦有同样论述："凡刺之真，必先治神。"

"守神"是在针刺治疗中对医生提出的最基本要求，历代医家都非常重视。《灵枢·九针十二原》明确提出："小针之要，易陈而难入，粗守形，上守神。"也就是说粗工泥于形迹，徒守刺法，而上工则应以己之神守患者之神。陈氏认为在治疗失眠过程中"守神"至关重要，要求在针刺操作时，医者必须端正态度，安定心神，全神贯注，不要为其他事务所分心，以便了解病情的轻重，邪正的盛衰，做到"必一其神，令志在针"。反之，如果医者精神涣散，粗心大意，操作马虎，只知"守形""守关"，那么虽进行了针刺治疗，但疗效不佳，其中原因就不只是选穴的失误，而且还在于医者手法不正确，不能掌握气至的时机，不能产生"得气"感应，"气迟至而不治"，就达不到调神和宁心的治疗目的。

针后注意"养神"。陈老补充到，针刺之后宜嘱患者稍事休息，安定神态，勿大怒、大喜、大悲、大忧，以免神气耗散。如能配合静功、自我按摩、太极拳等养生方法，则可巩固疗效。

三、体会

陈氏认为营卫不调、心神失养是失眠的主要病因病机。他善于选取神门、三阴交、安眠穴为主穴，采用独创的"无痛飞针"进针，配合特殊行针和分级补泻手法来治疗失眠，并要求治疗时察言观色，强调"治神""守神"并"养神"，才能做到"调神宁心安心神"的治疗目的。可见，陈氏在临证诊疗过程中特别重视患者人体形与神的内在联系及病理变化，运用辨证施治的方法，明其变化所在予以调之，而不仅仅是"见形治形"而已，值得我们学习。

岭南 陈氏 飞针疗法精要

第三章 岭南陈氏针法医案采菁

第一节　带状疱疹

　　带状疱疹是一种因为感染水痘–带状疱疹病毒而导致的以单侧发疹，多数水疱簇集成群沿周围神经分布而排列成带状并伴有神经痛为主要症状的临床常见、多发性皮肤病。本病发病率高，年发病率为1.4%~4.8%。近年来，随着经济的高速发展，人们生活节奏日益加快，而人口逐渐出现老龄化的趋势，带状疱疹的发病率亦逐年上升，并逐渐年轻化。该病各个年龄阶段都可以发病，但其发病与机体年龄大小、水痘–带状疱疹病毒感染史、抵抗力下降和其他疾病等相关，好发于中老年人。临床上，20%的带状疱疹患者因治疗不及时或者治疗失当，常会遗留顽固的后遗神经痛，严重影响患者的睡眠和饮食，从而会降低患者的生活质量。

　　患者在皮疹出现之前常先有轻度体温升高、倦怠乏力，全身肌肉不适，食欲下降或皮肤灼热感或神经痛等前趋症状；部分患者发病前亦可无前趋症状。在前趋症状出现1~3天后，可见逐渐出现的沿着神经分布区域的不规则红斑，继而出现大量或簇状的粟粒至绿豆大的丘疱疹，迅速变成疱液透明澄清、疱壁紧张发亮的水疱。数日后疱液变浑浊或化脓，或破溃形成糜烂面，最后干燥结痂，痂脱而愈，皮损部位则留有暂时性淡红色斑或色素沉着，不留瘢痕。部分患者，仅出现红斑、丘疹，而无典型水疱，称为不全性或顿挫性带状疱疹；亦有形成大疱，称为大疱性带状疱疹；有时疱液带有血性，称为出血性带状疱疹；高龄患者或素体体质较差的患者，皮损坏死，愈后可留有瘢痕，称为坏疽性带状疱疹。

　　本病属中医学"甑带疮、缠腰火丹、缠腰龙、蛇丹、蛇串疮、蛇窠疮、蛇缠

疮、蛇缠丹、蛇形丹、蛇缠虎带、火丹疮、火腰带、火带疮、火腰带毒"等范畴。其发病认为多与机体的情志变化相关。或因饮食失节，脾失健运，湿邪内生，蕴而化热，以致毒邪侵袭，湿热火毒蕴积肌肤而发病；或因机体受风寒湿热毒邪侵袭，余邪未清，气血运行不畅所致；或因肝郁气滞，郁而化火，外窜皮肤或肝经湿热下注，流注于皮肤而发病；后期多因肝肾阴虚，气血不通所致。此外，年老体弱患者，素体禀赋不足，或过用苦寒之品而耗伤阳气，阳虚寒凝，损伤阴液而致经络失养，痹阻不通而导致后遗神经痛。

1. 临床分型

据不同病因，临床上将本病分为三型。

（1）肝经郁热：皮损鲜红，灼热刺痛，疱壁紧张；口苦咽干，心烦易怒，大便干燥或小便黄；舌质红，苔薄黄或黄厚，脉弦滑数。

治则：清热利湿，解毒。

（2）脾虚湿蕴：皮损色淡，疼痛不显，疱壁松弛；口不渴，食少腹胀，大便时溏；舌淡或正常，苔白或白腻，脉沉缓或滑。

治则：健脾益气，化湿。

（3）气滞血瘀：皮疹减轻或消退后局部疼痛不止，放射到附近部位，痛不可忍，坐卧不安，重者可持续数月或更长时间；舌黯，苔白，脉弦细。

治则：理气活血，止痛。

2. 治法

主穴：曲池、足三里、大椎、委中。用泻刺法。

配穴：病部在面加太阳或颊车、合谷；在胸肋取内关、阳陵泉；血热盛选配膈俞、肝俞、胆俞；湿盛配脾俞，并施用梅花针叩刺督脉、背部膀胱经循行处和病区邻近。

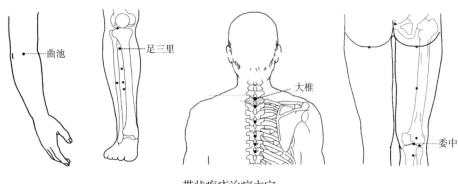

带状疱疹治疗主穴

3. 治法解析

阳明为多气多血之经脉，泻刺曲池、足三里可疏通经络气血而祛热邪；大椎为手足三阳经之会穴，泻之可清热毒；刺委中可增强膀胱经疏泄阳邪而清湿热之毒。病发在面的配太阳、颊车、合谷可直接疏通患部经气而祛邪；病在胸肋的刺内关、阳陵泉可清心包、胆经之湿热。膈俞为血之会穴，肝主血，脾统血兼利湿，胆俞可清少阳之火，诸穴泻刺可清内蕴之热毒，梅花针叩刺则有疏通经络气血之功。泻刺宜运针气至病所，则可收事半而功倍之效。

4. 其他疗法

（1）穴位注射：可参照上法每次选2~3穴，可用穿心莲注射液，或丹参注射液，每穴注入0.5~1mL，每日1次。

（2）中药外敷：将新鲜马齿苋捣碎成泥均匀外敷于皮损处，每日1次。

（3）火针：选用火针点刺皮损相应节段夹脊穴及局部痛点配合皮损局部拔罐，每日1次，如病部在眼区，则禁用。

5. 医案选辑

邹某，女，20岁，学生。2016年4月5日来诊。

主诉：左侧腰部成簇水疱伴痒痛3天。

病史：3天前腰部开始出现皮肤潮红，继则出现成簇粟粒大小疱疹，呈带状排列，疱疹色鲜红，泡壁紧张，灼热疼痛，不可触碰，伴有口苦，心烦，易怒，睡不宁，纳可，小便黄，大便溏。

长期学习压力大，近期有外出旅游劳倦及过食肥腻史。

查体：左侧腰部皮肤成簇粟粒大小丘疱疹，呈带状排列，疱疹色鲜红，疱壁紧张，无渗水糜烂及溃疡；舌质红，苔黄腻，脉弦滑数。

证脉合参，本病以左侧腰部突发成簇水疱，灼热疼痛为主，伴有心烦，口苦，易怒，小便黄，证属肝经郁热；病位在左侧腰部，为肝经循布区；因劳倦致肝火郁积，再加湿热蕴蒸，浸淫肌肤经络而发为疱疹。治宜泻火解毒，清热利湿。

中医诊断：蛇串疮（肝经郁热型）。

西医诊断：带状疱疹。

治则：泻火解毒，清热利湿。

治疗：用泻法。

主穴：局部阿是穴、足三里、大椎、脾俞、肝俞。

配穴：行间、侠溪、阴陵泉。

操作：患者右侧卧位，梅花针沿痛部外围轻叩刺、致表皮轻度潮红为度。用毫针刺大椎、足三里、阴陵泉、脾俞，用导气泻刺；留针20分钟，加用电针，选疏密波。

药线点灸：选用壮医Ⅱ号药线，先点灸开始出现疱疹的"蛇头"处，再沿着病灶皮疹周围每隔1.5cm的边缘皮肤进行围灸，以防止疱疹进一步扩散，如长子穴、葵花穴等；嘱患者注意饮食起居，勿过劳倦，清淡饮食，戒食辛辣燥之品；调情志。

二诊：患者腰部皮肤潮红，疱疹疼痛减轻，舌淡红，苔黄，脉弦数。上法得当，辨证选刺太冲、行间、肝俞、膈俞针用泻法。

三~五诊：患者腰部皮肤疱疹渐消退，周围肤色变浅，间尚轻微疼痛，纳眠可，二便调，舌淡红，苔薄，脉缓。肝火得泻，火毒得清，湿热得利，故腰部疱疹渐退，诸羔渐平，按原治法，辨证交替选穴，隔日治疗10次后，腰部皮肤疼痛消失，患处皮肤尚遗留轻度淡红色素，触之无痛，脉缓。病愈矣。终止治疗观察。并嘱患者注意调情志、合理生活作息、巩固疗效。

【按语】本例患者因平素学习压力大，情志不畅，致肝气郁积，再加湿热浸淫肌肤而发为疱疹，故治以"泻火解毒，清热利湿"为主；病部为肝经所过之处，选取远部穴位行间、侠溪、肝俞及局部循经穴位以清肝泻火，取大椎、阴陵泉、足三里、脾俞以清热利湿，并配伍药线点灸，既能防止新疹的出现，又能促进旧疹皮损修复，故能收立竿见影之效。

第二节 特应性皮炎

　　特应性皮炎是一种慢性、复发性炎症性皮肤病，以慢性湿疹性皮肤肿块为临床特征，主要表现为剧烈的瘙痒、明显的湿疹样变和皮肤干燥。特应性皮炎的病因复杂，目前认为其可能与遗传、环境因素、感染、皮肤屏障功能异常、Th1/Th2失衡及神经免疫异常等多种因素有关。常伴有个人及家族特应性病史（哮喘，过敏性鼻炎等）。常自婴幼儿发病，部分患者延续终生，可因慢性复发性湿疹样皮疹、严重瘙痒、睡眠缺失、饮食限制以及心理社会影响而严重影响患者的生活质量。

　　本病属中医学"四弯风"范畴，多因风邪夹湿热之气袭于腠理而郁结不去所发。由于素体禀赋不耐，湿热内蕴，风湿热邪客于肌肤，经络受阻，发为本病。好发于两侧对称之肘窝、腘窝、踝关节内侧等处。初起，见患处皮肤渐显红斑，继则见有丘疹、水泡，自觉瘙痒，若破溃则糜烂流水，浸淫蔓延，时轻时重，日久则局部皮肤变厚而粗糙，迁延难愈。

1. 诊断依据

特应性皮炎的诊断依据主要包括以下几点：

（1）具有遗传过敏倾向，家族或本人常有哮喘、过敏性鼻炎等病史。

（2）好发于肘、膝关节屈侧，亦可见于小腿伸侧及面颈、口周围等部位。

（3）皮损特点为干燥、粗糙、肥厚、苔藓化，可有急性或亚急性皮炎样发作。自觉剧痒。

（4）可有婴幼儿湿疮病史，反复发作持续不愈。

（5）血清IgE增高，血常规示嗜酸性细胞增高。

2. 分型辨治

（1）**心脾积热证**：脸部红斑、丘疹、脱屑或头皮黄色痂皮，伴糜烂渗液，有时蔓延到躯干和四肢，哭闹不安，可伴有大便干结，小便短赤。指纹呈紫色达气关或脉数。本型常见于婴儿期。

治法：清心导赤。

主穴：曲池、阴陵泉、尺泽、足三里。

配穴：内关、上巨虚（双）。

（2）**心火脾虚证**：面部、颈部、肘窝、腘窝或躯干等部位反复发作的红斑、水肿，或丘疱疹、水疱、或有渗液，瘙痒明显，烦躁不安，眠差，纳呆，舌尖红，脉偏数。本型常见于儿童反复发作的急性期。

治法：清心培土。

主穴：曲池、阴陵泉、尺泽、足三里。

配穴：神门、少海（双）。

（3）**脾虚湿蕴证**：四肢或其他部位散在的丘疹、丘疱疹、水疱，倦怠乏力，食欲不振，大便溏稀，舌质淡，苔白腻，脉缓或指纹色淡。本型常见于婴儿和儿童反复发作的稳定期。

治法：健脾渗湿。

主穴：曲池、阴陵泉、尺泽、足三里。

配穴：三阴交双、大横双。

（4）**血虚风燥**：皮肤干燥，肘窝、腘窝常见苔藓样变，躯干、四肢可见结节性痒疹，继发抓痕，瘙痒剧烈，面色苍白，形体偏瘦，眠差，大便偏干，舌质偏淡，脉弦细。本型常见于青少年和成人期反复发作的稳定期。

治法：养血祛风。

主穴：曲池、阴陵泉、尺泽、足三里。

配穴：血海（双）、照海（双）。

随证加减：食欲不振，加中脘；大便溏烂，加天枢（双）。大便秘结，加支沟（双）；哭闹不安，加百会；严重瘙痒者，加风池（双）；红肿、糜烂、渗出明显者，加水分；皮肤干燥，加列缺（双）；脱屑、肥厚苔藓样皮损，加三阴交（双）；眠差，加安眠（双）；情绪急躁，加太冲（双）。

3. 治法解析

取手足阳明、手足太阴经腧穴，曲池为手阳明大肠经合穴，有疏风解表、调和气血、祛邪热、利水湿、止痛除痒之功；足三里为足阳明胃经合穴，胃经与脾经相表里，具有调理脾胃、理气和血、益气培元、祛风通络的作用，为常见的保健要穴；阴陵泉为足太阴脾经之合穴，具有健脾利湿的功效；尺泽为手太阴肺经合穴，具有调理肺气、祛风清热止痒的功效。四穴合用具有的祛风除湿作用，针对"湿盛则痒、风盛则痒"的瘙痒病机也能够发挥较好的疗效。

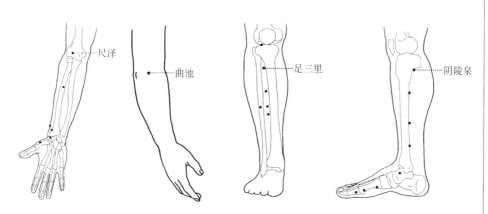

尺泽　　曲池　　足三里　　阴陵泉

特异性皮炎治疗主穴

4. 其他疗法

（1）药线点灸：采用壮医Ⅱ号药线点灸患者背八穴。肺俞（双）、心俞（双）、脾俞（双）、肾俞（双）和瘙痒、破溃渗液部位的天应穴，以患者有轻微灼热感为度，遗留药粉不必扫去，每日1次；眼部和孕妇禁灸。

（2）自血疗法：用5mL一次性注射器抽取患者自身的血液，从上肢静脉血管内抽出约2~4mL，再立即注入患者曲池、阴陵泉、血海等穴位约1~2mL，隔天1次，每次取1~2穴，5次为1个疗程。

（3）小儿推拿：12岁以下婴幼儿及儿童，可选用清心经、补脾经手法进行推拿，以缓解发作期疹红、渗液明显及缓解期体质虚弱、食欲不振、肌肉消瘦、消化不良等症状。

5. 医案选辑

肖某，女，45岁，教师。2013年2月19日就诊。

主诉：周身皮肤红肿瘙痒7年，加重2月。

病史：患者自2006年出现全身皮肤瘙痒，周身可见密集红疹与散在红斑，伴有肢体肿胀，外院诊断为湿疹，后连续服用西咪替丁及抗组胺类药物，并间断给予激素、维生素B_{12}、胶性钙等穴位注射曲池、足三里穴位，皮肤瘙痒症状有所缓解，遂停止服用抗组胺类药物。2007年皮肤瘙痒症状再次加重，服用抗组胺类药物后症状缓解不明显，近2月面部红疹增多。

查体：周身皮肤散在红斑，颈部及乳房下、腹股沟、肛门部红疹与红斑融合成片，边缘不清，皮损部皮肤增厚变硬呈苔藓样变，肘窝及腘窝可见抓痕及渗液，伴有面部皮肤溃烂，皮损面积占全身面积的70%，瘙痒明显，汗出后加重；夜眠差，纳差，口干口苦，大便干结，3日一行，小便短赤，夜尿1~2次，舌边尖红，苔薄黄微腻，脉滑数。

中医诊断：四弯风（心火脾虚型）。

西医诊断：特应性皮炎。

治则：培土清心，祛风止痒。

治疗：处方如下。

主穴：中脘、水分、天枢、大横、水道、内关。

配穴：风池、曲池、阴陵泉、尺泽、足三里、血海，与主穴配合使用。

操作：患者仰卧位。皮肤常规消毒，选0.22mm×25mm规格的一次性针灸针，快速旋转刺入上述穴位0.5~1寸，得气后，施平补平泻手法，留针30分钟。每周针刺治疗3次，隔日1次，休息1天，4周为1疗程。

二诊（2月26日）：瘙痒减轻，皮损颜色较前变淡，以腹部改善尤为明显，未出现新皮损，仍伴有睡眠不佳，大便干结较前改善，量少，每日一行，舌边尖红，苔薄黄，脉微数。上法得当，辨证选刺内关、合谷，用泻法。

三诊（3月5日）：瘙痒程度进一步改善，面部皮肤溃烂处结痂，其余皮损部皮肤增厚程度较前减轻，睡眠较前好转，夜尿每日1次，舌淡，苔薄白微腻，脉滑。上法得当，辨证选刺照海、关元，用补法。

四诊（3月12日）：瘙痒间期时间延长、程度减轻，面部红肿面积较前缩小、颜色变淡，溃烂结痂处基本消退，胃纳正常，二便调，舌淡，苔薄白，脉滑。按原治法，辨证交替选穴。

五诊（3月20日）：无明显瘙痒，周身无皮损皮肤，仅于面部及双下肢见少量色素沉着，舌淡红，苔薄白，脉滑。终止治疗观察。并嘱患者注意饮食、合理生活作息、巩固疗效。

【按语】本病与中医学的"胎敛疮""奶癣""湿疮""四弯风""血风疮"等相似，近年来中医药对其研究较多。《医宗金鉴·外科心法要诀·四弯风》中描述此病"生在两腿弯、脚弯，每月一发，形如风癣，属风邪袭入腠理而成，其痒无度，搔破津水，形如湿癣。"《疡科心得集》记载"诸痛痒疮，皆属于心；诸湿肿满，皆属于脾。心主血，脾主肉，血热而肉湿，湿热相合，浸淫不休，溃败肌肤，而诸疮生矣"。心，在五行属火，心火旺，母病及子，脾土病，灼烧肺金，肺金病。脾土病，运化水谷功能失司，湿从内生，外发肌肤而病。肺金病，卫外功能失常，腠理开阖失司，故对外环境的抵抗力下降，敏感性增强，发为此病。故心火脾虚是其根本病机。

本例患者为心火脾虚之象，针对其病机，确立培土清心、祛风止痒的治疗原则。主穴选用中脘、水分、天枢、大横、水道、内关，以脾胃经、心包经穴位为主，可健脾利湿、清泄心火。中脘、大横理中焦、调脾胃以培土；内关属心包经穴位，心包代心受邪，以清心火；肺主皮毛，肺与大肠相表里，穴用天枢、水道使病邪从阳明经排出，是邪气由脏出腑的妙用；培土则应顺应脾脏"喜燥恶湿"之特性，水分为任脉穴位，为治水之要穴，方中选取水分可利水祛湿。同时，以风池、曲池、阴陵泉、尺泽、足三里、血海等作配穴，足三里补养气血，血海、阴陵泉滋阴润燥以治本；风池、曲池、尺泽局部祛风止痒；主穴、配穴配合使用，共奏培土清心、祛风止痒之效。

第三节　过敏性鼻炎

过敏性鼻炎又名变态反应性鼻炎，是指以突然和反复发作的鼻痒、喷嚏、流清涕、鼻塞等为特征的鼻病。《刘河间医学六书·素问玄机原病式》说："鼽者，鼻出清涕也；嚏者，鼻中因痒而气喷作于声也"。

本病的典型症状是突发性鼻痒、喷嚏、流涕清稀量多，鼻塞，起病急，消失也快，常反复发作，病程一般较长。本病属中医学"鼽嚏""鼻鼽"范畴，认为病因与肺、脾、肾、督脉虚损有关。本病主要由于肺气虚，卫表不固，腠理疏松，风寒乘虚而入，犯及鼻窍，邪正相搏，肺气不得通调，津液停聚，鼻窍壅塞，遂至喷嚏流清涕。

1. 基本治疗

治疗总则：疏风宣肺，宣通鼻窍。

主穴：合谷、迎香、印堂、鼻通。

2. 随证配穴

（1）肺气虚寒：主症外兼倦怠懒言，气短，音低，或有自汗，面色㿠白，舌淡苔薄白，脉虚弱。

治则：温补肺脏，祛风散寒。

配穴：肺俞、太渊。用补法。

（2）脾气虚弱：主症外兼纳呆，腹胀，肢体困重，大便溏，舌淡，边有齿印，苔白，脉濡弱。

治则：健脾益气，升清化湿。

配穴：脾俞、足三里。用补法。

（3）肾阳虚弱：主症外兼腰膝酸软，遗精早泄，形寒怕冷，夜尿多，舌质淡嫩，苔白润，脉沉细。

治则：温补肾阳，固肾纳气。

配穴：肾俞、命门。用补法。

3. 治法解析

迎香为手阳明经的终止穴，位于鼻旁，通利鼻窍，治疗一切鼻病；鼻通位于鼻根，印堂位于鼻上，二穴均是治疗鼻炎的要穴；手阳明经的原穴合谷善治头面部疾病。诸穴合用，疏风宣肺，通利鼻窍。取肺俞、太渊以温补肺脏，祛风散寒；脾俞、足三里可健脾益气，升清化湿；肾俞、命门可温补肾阳，固肾纳气。

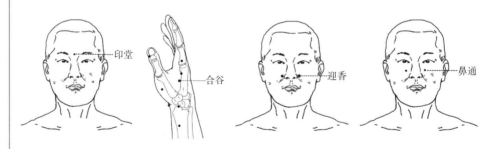

过敏性鼻炎治疗主穴

4. 其他疗法

（1）耳穴贴豆：取内鼻、外鼻、肾、肺、肾上腺、脾，每次选2~3穴，用王不留行籽贴压，左右耳交替。

（2）艾条温灸：取风门、肺俞、脾俞、肾俞，每次共灸约20分钟，以皮肤微微发热为度。

5. 医案选辑

肖某，女，41岁。因"反复打喷嚏、流涕3年余"就诊。

病史：患者反复打喷嚏，流清涕，鼻痒，晨起及接触冷空气尤甚，伴腰膝酸软，纳眠可，夜尿多，大便调。舌质淡，苔薄白，脉沉细。

中医诊断：鼻鼽。

西医诊断：过敏性鼻炎。

治则：温肺散寒，补肾纳气。

取穴：印堂、合谷。

操作法：针刺印堂时针尖朝下平刺，得气后，用提插捻转补法，使针感扩散至鼻尖部。合谷进针得气后，针尖斜向上逆捻导气上行使针感过腕、肘，再运针后患者自觉鼻通气改善，均留针30分钟。艾条温灸肺俞、肾俞20分钟。

翌日二诊：神疲、喷嚏流涕明显改善。仍按原旨调选穴位。

三诊：患者鼻痒、喷嚏、流涕等症状明显好转，腰酸改善，纳眠可，二便调。取肺俞、肾俞、百会。针刺百会向前额方向平刺，进针得气后缓慢捻转，针感向前额扩散，肺俞、肾俞以平补平泻法。留针30分钟，艾条灸上星，肾俞20分钟，隔天治疗1次，共治疗30次后，患者诸症缓解。

【按语】病因卫阳不固，寒邪袭肺致气机失调，肾虚不纳气，致气壅成液，故现此症。治应固本调肺肾气机。印堂位于鼻上，是治疗鼻炎的要穴，手阳明经的原穴合谷善治头面部疾病，诸穴合用，疏风宣肺、通利鼻窍。取肺俞温补肺脏，肾俞温补肾阳、固肾纳气。在治疗期间，应注意保暖，避免受风寒和防止刺激气味、粉尘、花粉等致敏原刺激，宜经常参加体育锻炼，增强体质，以促进康复。

第四节　失眠

失眠是由于心神失养或不安而引起经常不能获得正常睡眠为特征的一类病证，主要表现为睡眠时间、深度的不足，轻者入睡困难，或寐而不酣，时寐时醒，或醒后不能再寐，重则彻夜不寐，影响人们的正常工作、生活、学习和健康。由于睡眠时间及深度质量的不够，致使醒后不能消除疲劳，表现为头晕、头痛、神疲乏力、心悸、健忘，甚至心神不宁等。

失眠在《黄帝内经》中称为"目不瞑""不得眠""不得卧"，《难经》称为"不寐"。其病位在心，病因主要有情志不遂、思虑劳倦太过或受惊恐，亦可因禀赋不足、房劳久病或年迈体虚，或因饮食不节所致。其病机或由心脾两虚，气血不足，心胆气虚，触事易惊，导致心神失养所致；或为肝郁化火，五志化火，痰热内扰，心肾不交，引起心神不安所致。

失眠可分为五型：肝郁化火、痰热内扰、心肾不交、心脾两虚、心胆气虚。

1. 基本治疗

治疗总则：调和阴阳，宁心安神。

主穴：神门、内关、百会、安眠。

2. 随证配穴

（1）肝郁化火：烦躁易怒，不寐多梦，甚至彻夜不眠，胁痛，头晕头胀，面红目赤，口干而苦，不思饮食，大便秘结，小便黄赤，舌红苔黄，脉弦数。

治则：清肝泻火，镇心安神。

配穴：太冲、行间、风池。用泻法。

（2）痰热内扰：心烦不寐，胸闷脘痞，泛恶，嗳气，头晕目眩，口苦痰多，舌红苔黄腻，脉滑数。

治则：清热化痰，和中安神。

配穴：丰隆、内庭。用泻法。

（3）心肾不交：心烦不寐，入睡困难，心悸多梦，头晕耳鸣，腰膝酸软，潮热盗汗，五心烦热，男子遗精，女子月经不调，口干津少，舌红少苔，脉细数。

治则：交通心肾，养心安神。

配穴：大陵、太溪。用平补平泻法。

（4）心脾两虚：多梦易醒，心悸健忘，神疲食少，头晕目眩，伴有四肢倦怠，面色少华，腹胀便溏，舌淡苔薄，脉细无力。

治则：健脾益气，养心安神。

配穴：心俞、脾俞、三阴交。用补法。

（5）心胆气虚：虚烦不寐，多梦易醒，胆怯心悸，触事易惊，伴有气短自汗，倦怠乏力，舌淡，脉弦细。

治则：益气镇惊，安神定志。

配穴：心俞、胆俞、丘墟。用补法。

3. 治法解析

神门为心经原穴，内关为心包经络穴，为治疗失眠的主穴，百会穴位于颠顶，入络脑，可清头目宁神志；安眠穴安眠为经外奇穴，为治疗失眠的经验穴。诸穴合用，可养心安神。取太冲、行间、风池，可清肝泻火，镇心安神；丰隆、内庭，可清热化痰、和中安神；大陵、太溪，可交通心肾、养心安神；心俞、脾俞、三阴交，可健脾益气、养心安神；心俞、胆俞、丘墟，可益气镇惊，安神定志。

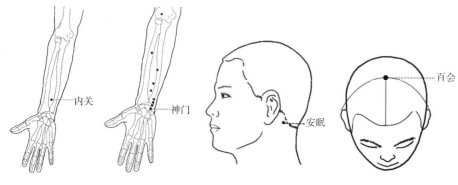

失眠治疗主穴

4. 其他疗法

耳穴贴压：取心、肝、脾、肾、神门、皮质下，每次取2~3穴用王不留行籽贴压，左右耳交替。

5. 医案选辑

陈××，女，47岁，因"入睡困难3年，加重1月"就诊。

病史：患者于1月前因压力大，思虑多，开始出现入睡困难，甚至彻夜难眠，易醒，每晚可眠2~3小时，醒后自觉头昏胀，疲乏，四肢倦怠，面色苍白，纳果，大便溏，容易腹泻，小便调，舌质淡，舌苔白，脉细无力。

中医诊断：不寐（心脾两虚型）。

西医诊断：睡眠障碍。

治则：健脾益气，养心安神。

主穴：神门、内关、百会、安眠、足三里、三阴交。

操作：三阴交、足三里、内关用补法，进针得气后，运针以慢按轻提为主，配合小角度捻针；余穴用平补平泻法。留针20分钟，足三里照红外线灯，在留针期间每隔10分钟运针催气，以加强经络气血调和。连续针刺3次，每日1次。

耳穴贴压：心、脾、神门、皮质下，以王不留行籽贴压。嘱患者自行按压穴位，每日5~6次，每次10~15分钟，睡前宜久按压。

二诊：患者入睡困难明显好转，每晚可眠5~6小时，纳可，大便溏，小便调，舌质淡，舌苔薄白，脉细。取穴：百会、安眠、神门、内关、照海、阴陵泉。针刺照海时用补法，进针得气后，运针以慢按轻提为主，配合小角度捻针。余穴平补平泻。留针20分钟。

三诊：患者神情舒缓，面露喜色，眠佳，每晚可眠7~8小时，纳可，二便调，舌质淡红，舌苔薄白，脉缓。取穴：安眠、足三里、三阴交。针刺足三里时用补法，进针得气后，运针以慢按轻提为主，配合小角度捻针。余穴平补平泻，留针20分钟。

四诊：患者神清气爽，喜诉夜可宁睡，舌脉平。为巩固疗效，仍旨原意，隔日1次，续治疗3次后，诸症平，病愈矣。

【按语】患者本次发病是因思虑过度伤脾，脾气虚弱，运化失调，气血生化乏源，不能上奉于心，心神失养而致不寐。脾虚运化功能减弱则出现纳呆。治疗以健脾益气，养心安神为原则。神门为心经原穴，内关为心包经络穴，可益气镇惊，安神定智；三阴交为足三阴经交会穴，可调理脾肾气机，使三阴之经得以平衡而协调阴阳，如《针灸甲乙经》说"惊不得眠……三阴交主之"；安眠为经外奇穴，具有宁心安神之效。辨证交替选用上穴，可收安神益智之效。对接受治疗患者要"调神"，即加强患者对治疗信心，消除对失眠的恐惧，注意生活规律，按时起居、劳逸结合、适量运动。

第五节 头痛

头痛是临床上常见的症状之一，是指由于外感与内伤，致使脉络绌急或失养，清窍不利所引起的以头部疼痛为主要临床表现的病症。可以发生在多种急慢性疾病中，有时亦是某些相关疾病加重或恶化的先兆。常见于西医学的紧张性头痛、血管神经性头痛以及脑膜炎、高血压病、脑动脉硬化、头颅外伤、脑震荡后遗症等疾病。

头痛属于中医学"首风""脑风"等范畴，中医学认为头为"诸阳之会"，六经病变皆可致头痛，脏腑经络之气皆上会于头，不论外感、内伤皆可诱发头痛。头痛的部位包括前额、额颞、顶枕部位，疼痛是其共同的证候特征。疼痛的性质有昏痛、隐痛、胀痛、跳痛或头痛如裂。按疼痛部位中医有在太阳、阳明、少阳，或在太阴、厥阴、少阴，或痛及全头的不同，但以偏头痛者居多。外感多因六淫邪气侵袭，内伤多与情志不遂、饮食劳倦、体虚久病、房劳过度等因素有关。

临床上主要根据审证分经，除辨明头痛属何经外，还应进一步辨别引起头痛的原因，以采取相应的治本措施。

1. 基本治疗

治疗总则：舒经通络，通行气血。

主穴：局部取穴为主，配合循经远端取穴。

（1）阳明头痛：印堂、上星、阳白、攒竹、丝竹空、合谷、内庭。

（2）少阳头痛：太阳、丝竹空、角孙、率谷、风池、外关、足临泣。

（3）太阳头痛：天柱、风池、后溪、申脉、昆仑。

（4）厥阴头痛：百会、通天、太冲、行间、太溪、涌泉。

（5）全头痛：百会、印堂、太阳、头维、阳白、合谷、风池、外关。

2. 随证配穴

（1）风寒证：头痛起病较急，其痛如破，连及项背，恶风畏寒，遇风尤剧，口不渴，苔薄白，脉多浮紧。

治则：祛风散寒。

配穴：风池、风门。用平补平泻法。

（2）风湿证：头痛如裹，肢体困重，胸闷纳呆，小便不利，大便或溏，苔白腻，脉濡滑。

治则：祛风胜湿。

配穴：三阴交。用泻法。

（3）痰浊证：症见头痛而重坠如裹，多伴有肢体倦怠，胸闷纳呆，呕恶痰涎，舌胖大有齿痕，苔白腻，脉沉弦或沉滑。

治则：健脾化痰，降逆止痛。

配穴：丰隆、阴陵泉。用平补平泻法。

（4）肝阳证：头顶胀痛而有紧束感，心烦易怒、胁痛，目赤口苦，夜寐不宁等，舌红苔薄黄，脉沉弦有力。

治则：平肝潜阳。

配穴：太冲、太溪、内关。用泻法。

（5）瘀血证：头痛经久不愈，其痛如刺，固定不移，或头部有外伤史者，舌紫或有瘀斑、瘀点，苔薄白，脉沉细或细涩。

治则：通窍活络化瘀。

配穴：合谷、太冲、膈俞。用泻法。

（6）气血虚证：头痛而晕，心悸不宁，遇劳则重，自汗，气短，畏风，神疲乏力，面色㿠白，舌淡苔薄白，脉沉细而弱。

治则：益气养血，补虚止痛。

配穴：足三里、气海、血海。用补法，针灸并施。

3. 治法解析

头痛乃头部经络气血瘀滞不通或经络气血亏虚不荣所致，腧穴所在，主治所在，以局部取穴为主，经络所通，主治所及，故以远部取穴为辅，配合使用，共起疏通经络、通行气血之功，通则不痛。

4. 其他疗法

（1）耳穴贴压：枕、额、神门、皮质下，每次选2~3穴，用王不留行籽贴压，左右耳交替。

（2）穴位注射：参考上述取穴法。肝阳头痛选用丹参注射液，其他头痛可用当归注射液，每次选2~3穴，每穴注入0.5毫升，每日1次。

（3）梅花针：可在头痛区和相应背俞叩刺，每次5~10分钟，直至出血。

（4）头皮针：血管舒缩区。

5. 医案选辑

孙某，女，30岁，因"反复左侧头痛1年余"就诊。

病史：1年前开始出现左侧头痛，隐隐作痛，伴有少许头晕，劳累后加重，心悸气短，神疲乏力，面色㿠白，汗出多，无恶心呕吐、肢体抽搐等症，精神稍倦，纳可，眠一般，二便调。曾到外院治疗效果欠佳，遂来就诊。

查体：神经系统未见异常，舌质淡，苔薄，脉细。

中医诊断：少阳头痛（气血虚型）。

西医诊断：血管性头痛。

治则：益气养血，补虚止痛。用补法，针灸并施。

主穴：风池（左）、太阳（左）、足三里、外关。

操作：患者平卧，毫针刺风池，予补法；刺太阳穴，得气后针尖向后持续捻转；再刺足三里、外关，飞针进针后予导气法，逆时针持续捻转，沿经上传至头部者效佳，留针20分钟后出针。

耳穴贴压：王不留行籽于心、脾、神门、皮质下贴压；嘱患者注意饮食起居勿使劳倦，戒食辛辣燥之品；予艾条自行温灸气海、关元、足三里，每次20分钟，每日2次。

二诊：患者精神转佳，左侧头痛明显减轻，舌质淡，苔薄，脉细。上法得当，辨证选刺头维（左）、翳风（左）、气海、外关，平补平泻。

三~五诊：患者精神饱满，面露喜色，诉左侧头部疼痛基本消失，纳眠可，二便调。舌淡，苔薄白，脉缓。气血渐生，头窍得养，故疼痛缓解，按原治法，隔日治疗1次，10次治疗后头痛消失，并嘱患者每日温灸气海、关元、足三里，每次20分钟，持续2周，巩固疗效。

【按语】本病以左侧头部隐痛为主症，查体未见神经系统病变，每于劳累后加剧，证属气血虚头痛；病位在头侧部，为少阳经循布区；因气血亏虚，头窍失养，而致头痛；治宜益气养血，补虚止痛。病部为少阳经所过之处，选取远部穴位外关等局部循经穴位，并配伍耳穴贴压，温灸气海、关元、足三里等穴，疏通经络，调和气血，气血渐生，头窍得养故痛渐平，嘱注意生活起居调护，戒食耗气伤阴之品以巩固疗效。

第六节　小儿消化不良

　　小儿消化不良是由乳食喂养不当，停积脾胃，运化失健引起的一种病症，以不思乳食、腹胀嗳腐、大便不调为特征。常见症状有：上腹痛、腹胀、胃气胀、早饱、嗳气、恶心、呕吐、上腹灼热感等，这些症状持续存在或反复发作，但缺乏特征性，并且极少全部同时出现，多只出现一种或数种。这些症状影响了患儿进食，导致长期营养摄入不足，患儿营养不良发生率较高，生长发育迟缓也可能发生。不少患儿合并有神经症、焦虑症等精神心理症状。

　　本病属于中医学"食积""疳积"的范畴。本病病因主要由于乳食内积，脾胃虚弱。病机为乳食停滞不化，气滞不行。乳食停积胃腑，胃失和降，呕吐乳片食物，脾不运化，中焦气滞，出现脘腹胀满，大便下利，乳食停积腐败，则吐物酸腐，利下臭如败卵，壅积发热，此为实证；脾胃虚弱，胃不腐熟，脾失健运，致乳食停滞为积，乃因虚致积，虚中夹实之候，多由先天禀赋不足，脾胃虚弱，后天调护失宜，或病后体虚未复所致。

1. 基本治疗

治疗总则：消食导滞。

主穴：中脘、建里、梁门、足三里。

2. 随证配穴

（1）乳食内积：乳食不思或少思，脘腹胀满，疼痛拒按，或嗳腐吞酸，恶心呕吐，烦躁哭闹，低热，肚腹热甚，大便臭秽，舌淡苔白腻。

治则：消食化积。

配穴：天枢，四缝。

（2）脾虚夹积：神疲乏力，面色萎黄，形体消瘦，不思乳食，食则腹胀，喜伏卧，呕吐酸溲，夜寐不安，大便溏薄，1日2~3次，或夹乳片或食物残渣，舌淡红苔白腻弱，脉细弱或细滑。

治则：健脾消积。

配穴：脾俞、胃俞。

3. 治法解析

腧穴所在，主治所在，以局部取穴为主，经络所通，主治所及，故以远部取穴为辅，配合使用，共起疏通经络，通行气血之功，通则不痛。中脘、建里、梁门疏调脘腹经气，以助胃纳和脾之运化；足三里是阳明胃经合穴，可和胃健脾、补养气血。

4. 其他疗法

（1）耳穴贴压：脾、胃、大肠、小肠、皮质下，每次选2~3穴，用王不留行籽贴压，左右耳交替。

（2）沿患儿背部膀胱经由下而上用两手行捏法3~5遍。

5. 医案选辑

邓某，男，3.5岁，因"不思饮食3个月"就诊。

病史：患儿平素进食过多，最近3月不思饮食，进食少量则脘腹胀满，烦躁易惊，夜间经常哭闹，大便溏，小便黄，舌红，苔腻。

中医诊断：小儿消化不良。

西医诊断：食积。

治则：消食化积。

主穴：四缝、中脘、天枢。

操作：四缝穴消毒后用三棱针点刺，挤出少量黄水；中脘、天枢平补平泻，提插捻转，远红外线灯照射腹部。留针20分钟。

耳穴取脾、胃、大肠，用王不留行籽贴压。

二诊：患儿诉脘腹胀满减轻，胃纳改善，取穴中脘、天枢、足三里，平补平泻；配合艾灸足三里，20分钟。

三诊：患儿腹胀基本缓解，大便正常，胃纳佳，睡眠好，舌淡苔薄润。继续原方隔天治疗1次，治疗10次，病情治愈。

【按语】本病是饮食喂养不当，停积胃腑失和降，脾不运化，中焦气滞，出现脘腹胀满，烦躁易惊，大便溏。治疗宜消食化积。四缝是治疗疳积的经验效穴，现代研究表明，针刺四缝穴能增强多种消化酶的活性，中脘乃胃的募穴、腑会穴，天枢乃大肠的募穴，共奏健运脾胃，通调腑气，消积导滞之功。纠正不良的饮食习惯，保持良好的生活规律。常带小孩进行户外活动，呼吸新鲜空气，多晒太阳，增强体质。

第七节　肥胖症

肥胖症是一组常见的代谢症群。当人体进食热量多于消耗热量时，多余热量以脂肪形式储存于体内，其量超过正常生理需要量，且达一定值时遂演变为肥胖症。而中医认为肥胖症是由于体内机能退化、饮食不节，新陈代谢失调所致。同时肥胖症也可诱发高脂血症、冠心病、高血压、脑血管病、脂肪肝等多种疾病。

现代医学认为肥胖症可分为单纯性与继发性两类。

单纯性肥胖：单纯性肥胖无明显代谢、内分泌疾病病因可寻。单纯性肥胖又可分为体质性和过食性。体质性发病有一定的遗传背景。有研究认为，双亲中一方为肥胖，其子女肥胖率约为50%；双亲中双方均为肥胖，其子女肥胖率上升至80%。而过食性则是嗜食肥腻、甜品蓄积而成。

继发性肥胖：继发性肥胖的诱因有很多，例如：下丘脑综合征；垂体病（常见有垂体前叶功能减退症、垂体瘤等）；胰岛病（常见有2型糖尿病早起、胰岛素瘤等）；甲状腺功能减退；肾上腺功能减退。

1. 基本治疗

治则：单纯性肥胖症多因脾胃气机不调引起，故以调和脾胃气机为主，用平补平泻法；继发性肥胖症多同时存在内分泌功能紊乱，故以调和脾胃气机同时，还应调理内分泌功能。

主穴：曲池、足三里、三阴交。

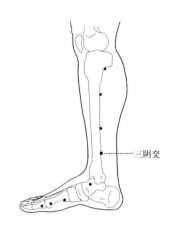 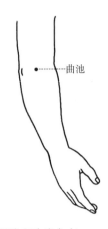 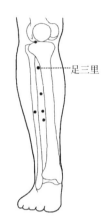

曲池

足三里

三阴交

肥胖症治疗主穴

2. 随证配穴

根据不同的分型，采取不同的配穴。

（1）脾虚湿盛：胃俞、中脘、丰隆。以补法为主。

（2）胃腑湿热：内庭、支沟、腹结。以泻法为主。

（3）肝郁气滞：合谷、太冲。以泻法为主。

（4）脾肾阳虚：脾俞、肾俞、关元、太溪。以补法为主。

（5）阴虚内热：太溪、复溜、阴郄。以平补平泻发为主。

3. 医案选辑

霍某，女，38岁，公司职员，身高158cm，体重73kg，腹围90cm，自工作后体重日益增加，诸多疾病亦随之而来，伴有高脂血症、高胆固醇血症，经服用减肥药数月，节食、运动健身等均无效，故来求医。诊断为单纯性肥胖症之脾虚湿盛证，用上述疗法治疗，第一疗程下来体重减轻5kg，再坚持行第二疗程，又减体重4kg，两个疗程下来腹围减10cm，手臂、大腿、臀部均有所瘦减，身体自觉负担减轻，精神好转，面色红润，工作、生活的信心也有所增强。三个月后随访无反弹现象。

【按语】针灸治疗对单纯性肥胖症疗效佳；继发性肥胖症需时较长，需坚持治疗，也要明确诱因，有针对性地治疗。若配合其他特色疗法，效果更佳。

针灸既可治疗因肥胖症引起的疲乏、出汗和常见的各种神经官能症、并发症，还可以通过调和脾胃气机，再加上辨证配穴而达到减肥的效果。

针刺曲池、足三里、三阴交，能调和脾胃气机而去痰湿；针刺丰隆、胃俞、中脘能健脾祛湿而去腹胀；针刺合谷、太冲能疏肝理气而解郁；针刺肾俞、太溪能调和肾气、补肾益气；针刺内庭、支沟、腹结能去胃中积热。

在针刺同时，在日常生活中患者也需配合治疗，如控制饮食，宜清淡，可少吃多餐，减少脂肪蓄积；坚持运动，以减少脂肪的转化及提高基础代谢率。

第八节　周围性面瘫

　　周围性面瘫又称面神经炎或面神经麻痹，为面神经管内面神经的非特异性炎症引起的周围性面肌瘫痪。一般症状是口眼歪斜，无法完成抬眉、闭眼、鼓嘴等动作。它是一种常见病、多发病，任何年龄均可发病，男女发病率相近，绝大多数为一侧性，双侧者甚少。

　　本病可分原发性和继发性两类。原发性面瘫以周围性面神经炎（非化脓性）较常见，发病多与受寒、病毒感染（如带状疱疹、单纯疱疹、流行性腮腺炎、巨细胞病毒等）及自主神经功能不稳有关。继发性面瘫多由邻近组织、器官的炎症、肿瘤或创伤等所致。由于面神经管为骨性腔隙，容积有限，如果面神经水肿明显，则使面神经受到压迫，可致不同程度轴突变性，这是部分患者恢复不良的重要原因。

　　本病属于中医学"面瘫"或"口眼歪斜"范畴，其病机为平素正气不足，气血两虚，卫表不固，而为风寒之邪乘虚侵袭，导致经络气血运行失调而成病，也可因热毒或瘀滞经络而发病。

　　陈氏据此将面瘫分为风寒犯络、热毒瘀滞等型辨证治疗。他认为若面瘫属风寒犯络所致（多为贝尔氏面瘫），能及时采用针灸治疗，疗效较好，大多可完全康复；若属热毒或血瘀阻滞经络所致，如乳突炎、带状疱疹（亨特氏面瘫）、外伤、面神经瘤术后等所引起的面瘫，则应结合其他疗法，并对原发病进行病因除去治疗，方能奏效。

1. 分型治疗

（1）风寒犯络：多为贝尔氏面瘫急性期患者，常呈突然发病，多无全身症状。症见：患侧额纹消失，不能做皱眉运动，眼睑闭合不全，鼻唇沟变浅，口角下垂，歪向健侧，不能作吹哨运动，食物滞留颊内，饮水流液，舌淡、苔薄白、脉浮或细数。

治则：行气血，祛风寒，通经络。

主穴：合谷、颊车、足三里、翳风、运动下区（对侧）。用平补法，针灸并施。

（2）热毒瘀滞：多为贝尔氏面瘫后遗症期、亨特氏面瘫的患者，因感受外邪日久，久郁化热成毒，热毒留滞经络，致经络闭塞不通，形成瘀血，病情较重，患者除症见口眼歪斜等面瘫症状以外，还兼见面部麻木不仁、面肌萎弱无力、舌紫暗或有瘀点、苔黄、脉细涩等症。如因脑炎、脑血管意外或颅脑外伤引起的中枢性面瘫，则只出现面下部的瘫痪，患者额纹、闭目正常，可做皱眉运动，但鼻唇沟变浅，口角下垂并歪向健侧。

治则：清热解毒，活血通络。

主穴：合谷、曲池、风池、太冲、血海、运动下区（对侧）。用平泻法。

2. 其他疗法

艾条温灸风门、肝俞、大椎、脾俞、膈俞、足三里等（每次选2~3穴，温灸15~20分钟），或用梅花针在患侧眼睑、面部轻微叩刺。

3. 配穴与方义

眼睑闭合不全配太阳、鱼腰、四白；面肌松弛配下关、颧髎、迎香；口角下垂加地仓、承浆。

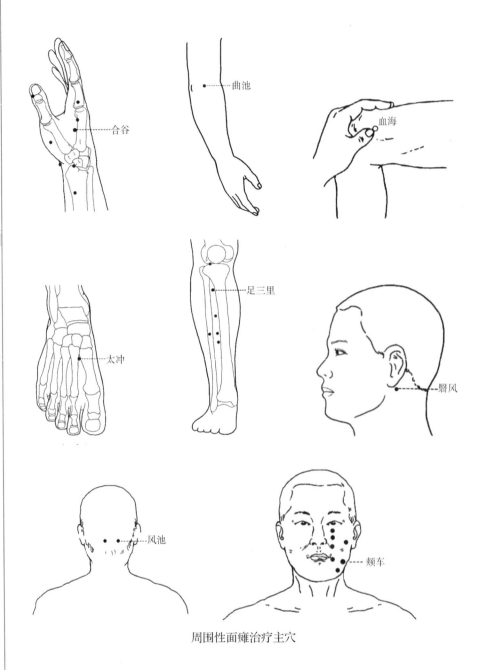

周围性面瘫治疗主穴

针刺合谷、足三里，能旺盛阳明经气血而祛风寒；针刺颊车、翳风、运动下区（对侧），能疏通面部经络；平泻曲池、血海能清热活血；刺风池、太冲，能调和肝胆气血；温灸风门、大椎，能温散风邪与清阳；艾灸肝俞、脾俞、膈俞、足三里，可益气活血。随症局部配穴及患处梅花针叩刺，属循经近部取穴，有疏通患部经络气血，加速病变部位功能康复的作用。

4. 病案选辑

梁某，女，20岁。2017年3月2日初诊。

主诉：左眼闭合不全，口角右歪2天。3天前郊游，受风雨吹袭，回家后感头痛，微发热，鼻流清涕，翌日晨起漱口发现口角渗水，眼睑闭合不全，进食时颊内滞留食物残渣，鼓腮漏气，口角右歪而就诊。症见：神情忧伤，左面肌微弛缓，额纹变浅，闭目不全，鼻唇沟消失，口角右歪，鼓腮漏气，鼻通气不畅，肤微热，头微痛。

查体：神经系统查体未见异常，舌淡，苔薄白，脉浮数。

中医诊断：面瘫（风寒犯络型）。

西医诊断：周围性面神经麻痹（贝尔氏面瘫）。

治法：行气血、通经络。

治疗：针灸并施，针用补法，每天1次。

取穴：右下运动区、左太阳（左）、颊车（左）、合谷（右），平补针法；风池（左），平泻；大椎，艾条温灸30分钟。

配合治疗：①耳穴贴压：用王不留行子贴压脾、目、肺、神门。②磁疗灯：左面照射20分钟。

次日二诊：精神可，口眼歪斜症状无加重，鼻通气不畅、头痛、肤热等症消失，舌淡、苔薄白，脉缓。治疗后经络气血运行已得调和，病情已稳定，感冒已除。仍依前治法取穴：印堂、颧髎（左）、大迎（左）、足三里（左），平补针法；左面照射磁疗灯。

三~六诊（2017年3月4日—9日）：左面肌弛缓继续改善，闭目尚微露隙，撮唇口角尚微漏气。依前法辨证交替选穴。

九诊（2017年3月12日）：患者神情喜悦，诉经治后口角歪斜症状消失，笑时口角未见歪斜，左额纹现，眼睑闭合正常，鼻唇沟显，鼓腮无漏气，进食颊内无食物残渣藏留，饮水无渗液。舌淡红、苔薄白，脉平。脉证合参，治后经络气血得调和，风邪得祛，病将愈矣。仍按上治法，改为隔天针灸1次，治疗12次后停止。嘱患者每天用艾条自行温灸足三里，每次30分钟，巩固疗效。1月后随访后得知，面瘫愈。

【按语】本例患者以左侧眼睑闭合不全、口角右歪为主症，为外出郊游感受风寒后所诱发。风为阳邪，轻扬开泄，易袭阳位，而头面属人体上部，故面瘫易由感受风邪所致；寒主收引，其气凝滞，寒气入经则脉急，脉急则收引，收引则局部气血运行不畅，发为面瘫。故治以"行气血、祛风寒、通经络"为法。病变部位为左侧面部，为手足阳明经及少阳经所过之处，"经脉所过，主治所及"，故针刺选取患侧局部穴位太阳、颊车、颧髎、大迎等交替行补法以行局部气血，针刺风池行泻法以祛风散邪，针刺印堂行补法以通督调神，针刺头针右下运动区可直接刺激支配左侧面神经的大脑皮层。又因"面口合谷收""阳明多气多血""头为诸阳之会""大椎为手足三阳及督脉之会"，故远端选用手足阳明经穴位合谷、足三里补益气血，温和灸大椎以助清阳上头面，温散风邪。配合耳穴贴压肺、脾、神门、目以益气安神，磁疗灯照射左面部以温通局部气血。

第九节　三叉神经痛

三叉神经痛是指三叉神经分布区域内反复发作的阵发性、短暂、剧烈疼痛，痛如放电、刀割样，严重者可伴有同侧面部肌肉的反射性抽搐，多发生于一侧，两侧同时发病者罕见。本病发病率高，尤以40岁以上的女性多见。临床上，患者面部常存在"触发点"，如上下唇、鼻翼外侧、舌侧缘等，说话、进食、洗脸、刷牙、打哈欠、甚至微风拂面时都会诱发疼痛，历时数秒至数分钟不等，呈周期性，间歇期正常。患者常因此不敢擦脸、进食，甚至连口水也不敢下咽，从而影响正常的生活和工作。因此被人称此痛为"天下第一痛"，又称"痛性抽搐"。

三叉神经痛可分为原发性（症状性）三叉神经痛和继发性三叉神经痛两大类，其中原发性三叉神经痛较常见。原发性三叉神经痛是指找不到确切病因的三叉神经痛。继发性三叉神经痛，是指由于肿瘤压迫、炎症、血管畸形引起的三叉神经痛。此型有别于原发性的特点，疼痛常呈持续性，并可查出三叉神经邻近结构的病变体征。针灸主要适应于不伴有器质性改变的原发性三叉神经痛。

本病属中医学"头风""眉棱骨痛"和"面痛"范畴，认为多与外感邪气、情志不调、外伤等因素有关，风寒之邪侵袭面部阳明、太阳经脉，寒性收引，凝滞筋脉，气血痹阻；或因风热毒邪，浸淫面部，筋脉气血壅滞，运行不畅；外伤或情志不调，或久病成瘀，使气血凝滞。

原发性三叉神经痛可发于第一支、第二支或三支同时发病，疼痛部位和神经的分布是一致的，眼支（第一支）分布在眼、额区；上颌支（第二支）分布在上颌区；下颌支（第三支）分布在下颌区。

1. 分型治疗

据不同病因临床上可分为两型。

（1）寒邪入络：呈阵发而短暂的闪电样或烧灼样剧痛，多见于第二支、第三支三叉神经，每次发作持续时间较短暂，疼痛间歇期症状可完全消失，一天可反复发作数次至数十次。患部恶风寒，每当洗面、饮冷水、咀嚼食物、情绪激动则易诱发，用手按擦或适量的热敷可减轻症状，患者多伴有眩晕、心悸等症状，舌质淡，苔薄白，脉细数。

治则：温通经络、行气止痛。用平泻法，久留针，配合局部远红外线灯照射。

主穴：合谷、太冲、翳风，痛点（埋针）。平补平泻法。

配穴：眼配太阳或鱼腰、攒竹；上颌配颧髎、四白；下颌配颊车、地仓、承浆；眩晕心悸加大椎、内关、心俞；胸脘胀闷配脾俞、三阴交；体弱温灸肝俞、脾俞、肾俞。

（2）痰湿阻滞：患部间现阵发性刺痛或酸痛，时轻时重，并伴有神疲体倦，胸闷不舒，食欲不振，口淡等症状，舌苔薄腻，脉濡细。

治则：通络、行气、化湿。

主穴：合谷、足三里、下关，痛点（埋针）。平补平泻法。

配穴同上。

2. 治法解析

泻刺合谷、太冲能调和阳明、厥阴经络气机而止痛；刺足三里、下关，能旺盛阳明气血而化痰湿；按病所循经局部取穴，可直接疏通经络而祛邪；温灸肝俞、脾俞、肾俞，能活血舒筋、健脾运、滋肾阴；刺大椎、内关、心俞，能清阳、行气、宁心，经络气血疏通，阴阳得调，痛则可除。

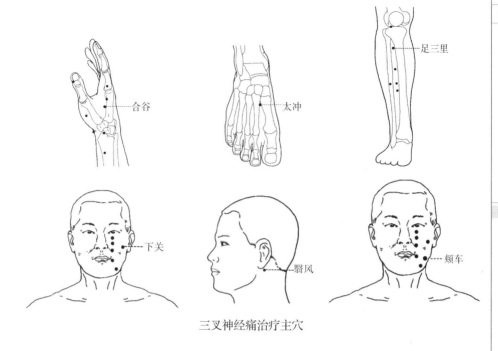

三叉神经痛治疗主穴

3. 其他疗法

（1）穴位注射：据辨证取穴。可选丹参注射液或维生素B₁注射液，每穴注入0.5~1mL，每日1次。

（2）耳穴贴压：选肝、胆、神门点或头面区相应痛点，每次选2~3穴用王不留行籽贴压。

4. 医案选辑

汤某，女，45岁，家庭主妇。

主诉：反复右上颌部疼痛半年余。

病史：半年前开始出现右上颌部疼痛，如刀割样，反复发作，甚时伴有抽搐，每于冷水洗脸、刷牙、面部吹风时诱发，每次发作持续约1分钟左右，发作间歇期正常，辗转于多家医院就诊，症状同前未见明显变化，现症同前，精神稍倦，纳眠可，二便调。

查体：神经系统查体未见异常，舌暗红，苔薄黄，脉弦滑。

证脉合参：本病以右上颌部疼痛为主症，查体未见神经系统病变，故属"面痛"范畴，每于冷水洗脸、刷牙、吹风后诱发，证属寒邪入络，冷水洗脸、刷牙、面部吹风，风寒之邪肆虐，侵袭经络，气血运行不畅，不通则痛；病位在上颌部为足阳明经所过之处，其治宜温经通络，行气止痛。

中医诊断：面痛（寒邪入络）。

西医诊断：原发性三叉神经痛。

治则：温通经络、行气止痛。用平泻，久留针，配合局部远红外线灯照射。

主穴：翳风（右）、合谷、陷谷、痛点。平补平泻法；痛点埋针。

操作：患者平卧，毫针先刺右侧翳风，得气后针尖朝向上颌部持续捻转，使针感向上颌部扩散；刺上颌部天应穴，予平补平泻法；再刺陷谷穴，得气后针尖朝向上持续捻转，予平补平泻法，术后留针20分钟后出针，并予局部照远红外线灯。予王不留行籽于面颊区、肝、胆处耳穴贴压；嘱患者温开水洗脸刷牙，勿令面部受风。

二诊：患者精神转佳，表情和缓，诉右上颌部疼痛明显减轻，上法得当，继续目前治疗方案。

三~五诊：患者神清气爽，面露喜色，诉上颌部疼痛基本消失，纳眠可，二便调。舌暗红，苔薄黄，脉弦滑。寒邪已去，气血已调，故疼痛消失，诸恙悉平，隔日治疗一次后终止治疗观察，并嘱患者每日自行用暖水袋温敷面部，每次20分钟，持续2周，巩固疗效。

【按语】本例患者以上颌部疼痛为主症，每于冷水洗脸、刷牙、吹风后诱发，寒邪滞络，气血运行不畅，不通则痛，以"温通经络、行气止痛"为法；病变以右侧上颌部为主，为胃经所过之处，"经脉所过，主治所及""输主体重节痛""面口合谷收"，故选取远部穴位合谷、陷谷交替，疼痛缓解后多加强生活调护，减少其诱发因素以巩固疗效。

第十节　崩漏

崩漏又称功能失调性子宫出血（简称功血），是较为普遍的一种妇科疾病，临床治疗难度较大，属于疑难杂症之一。其由于下丘脑—垂体—卵巢轴功能失调引起的异常子宫出血，临床表现为月经周期紊乱，经期长短不一，经量时多时少，甚至大量出血。功血可分为无排卵型和排卵型两类，前者是排卵功能发生障碍，好发于青春期及更年期；后者系黄体功能失调，多见于育龄期妇女。

该病属于中医"崩漏"范畴，又称"崩中""漏下"，前者指月经非时而下、来势迅猛、量多如注；后者指月经非时而下、来势稍缓、淋漓不止。中医认为崩漏的发生主要与肝、脾、冲任等脏腑及经脉功能失调关系密切。女子以血为本，以肝为用，肝藏血，喜条达而恶抑郁；冲为血海，本属于肝，隶属于阳明；脾为后天之本，统血之脏，生血之源，易受肝木克乘。肝郁气滞，横逆克土，最终致肝失所藏，脾失统摄，冲任失调，故经血紊乱而下。因此该病的治疗就是疏通脏腑经络，调理冲任。

1. 分型治疗

据不同病因临床上可分为四型。

（1）肾虚型：经乱无期，阴道出血淋漓不净或量多如崩，或崩与漏交替出现。经色鲜红，质稠。头晕耳鸣，腰膝酸软，夜尿多，心烦多梦，面部黯斑，眼眶黯；或先天发育不良。舌质偏红，苔少，脉细数。

治则：滋肾益阴，止血调经。用平补法，久留针，配合局部远红外线灯照射，温针灸、艾灸。

主穴：三阴交、中极、太溪、肾俞、次髎。平补法。

配穴：胁痛刺肝俞、期门；腹痛甚配归来、天枢、地机；血虚眩晕灸百会、足三里、脾俞。

（2）脾虚型：经血非时妄行，崩中与漏下交替反复，经色淡而质稀，可有血块。面色㿠白，气短神疲，甚则两目昏花，面浮肢肿，四肢不温，食欲不振。舌淡胖，苔白，脉细弱。

治则：补气摄血，养血调经。用平补法，久留针，配合局部远红外线灯照射，可配合温针灸、艾灸。

主穴：隐白、三阴交、气海、足三里、脾俞。平补法。

配穴同上。

（3）血热型：经血非时妄行，时崩时漏，淋漓不止，经色鲜红或深红，质稠或夹小血块。面赤唇红，口干渴，头晕耳鸣，或五心烦热，夜睡不宁，大便秘结，小便黄。舌红苔少，脉细数。

治则：滋阴清热，止血调经。用平泻法，短留针。

主穴：三阴交、太冲、血海、曲池。平补平泻法。

配穴同上。

（4）血瘀型：经血非时而下，时下时止，或淋漓不净；或停闭日久，又突然暴下不止，继而淋漓不断；经色紫黑有块。伴见下腹痛胀不适，或痛则下血有块，块出痛减。舌质紫黯，苔白，脉弦涩。

治则：活血化瘀、固摄冲任。用平补平泻法，久留针，配合局部远红外线灯照射。

主穴：合谷、三阴交、次髎、血海。平补平泻法。

配穴同上。

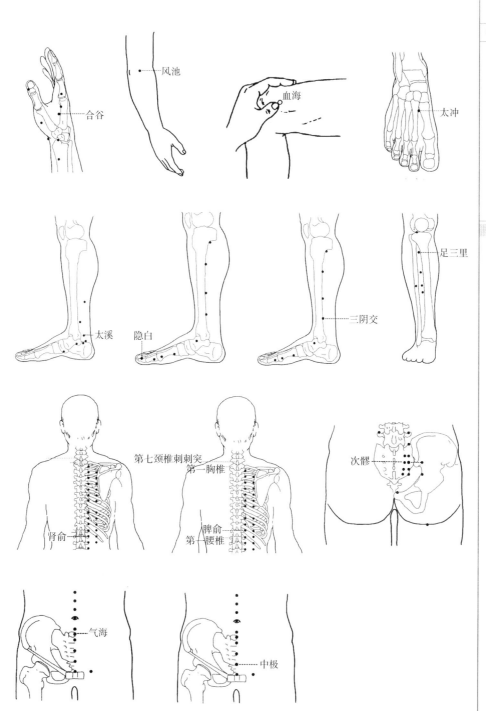

风池

合谷

血海

太冲

太溪

隐白

三阴交

足三里

第七颈椎刺刺突

第一胸椎

次髎

肾俞

脾俞

第一腰椎

气海

中极

崩漏治疗主穴

2. 治法解析

针刺三阴交、中极、次髎能调固摄冲任、止血调经；刺足三里、气海、太溪能补益脾肾之气，气足则血摄不溢于外经；泻刺太冲、血海能泻血热，使血不妄行；隐白为治崩漏之经验要穴；温灸脾俞、肾俞能温补脾肾之阳，固护中下焦。刺肝俞、期门可疏肝解郁；刺归来、天枢可缓急止痛亦可调经；灸百会、足三里可提气升阳、大补元气，诸穴随证加减可使阴阳虚实得调，崩漏可止。

3. 其他疗法

（1）穴位注射：据辨证取穴。可选当归注射液，每穴注入0.5~1mL，每日1次。

（2）耳穴贴压：选肝、脾、肾或内分泌点，每次选2~3穴用王不留行籽贴压。

4. 医案选辑

（1）病案1。

李某，女，34岁，公司职员。

主诉：行经12天点滴不尽。

病史：月经停经3月后才来，月经紊乱病史，LMP：25/3，本次行经12天仍点滴不尽，色淡量少，下腹部时有疼痛，疲倦乏力，面色黄，唇乏血色，纳眠可大便稀烂不成形。

查体：神经系统查体未见异常，舌淡胖，边有齿印，无苔，脉软细沉。

证脉合参：本病以月经点滴不尽主症，查体未见神经系统病变，故属"崩漏"范畴，患者面黄唇淡，舌胖有齿印，证属"脾虚型"，气为血之帅，脾虚则气不足，故血淋漓不尽。病位在脾及冲任，其治宜补气摄血，养血固冲。

中医诊断：崩漏（脾虚型）。

西医诊断：功能失调性子宫出血。

治则：补气摄血，养血固冲。用平补法，久留针，配合局部神灯照射。

主穴：三阴交、气海、关元、足三里，针刺；脾俞、肾俞、隐白，艾灸。

操作：患者平卧，毫针先刺双侧三阴交，得气行捻转提插补法；再刺气海、关元、足三里穴，予平补法，局部有针感为度，术后留针30分钟后出针，并予局部照远红外线灯，出针后艾灸脾俞、肾俞、隐白各10分钟，并予王不留行籽于双侧肝、脾、肾、内分泌处耳穴贴压；少纳生食寒饮，适当运动，畅调情志。

二诊：次日患者已无明显漏血，上法得当，守方继续目前治疗方案行巩固疗效。

【按语】本例患者以月经12天点滴不尽为主症，面色泛黄、舌淡胖，一派脾虚之象，以补气摄血、养血固冲为法；重点选用脾经及任脉穴位，气海、关元、足三里为补气健脾要穴，配合艾灸进一步温补阳气。由于患者脾虚日久，为巩固疗效应注意日后调养。崩漏之病应辨别标本缓急，"急则治其标""缓则治其本"，同时兼顾塞流、澄源、复旧原则。

（2）病案2。

徐某，女，40岁，纺织工人。2016年5月3日初诊。

主诉：月经延期，淋漓不尽2年余。

病史：患者自诉2年前第三胎顺产，但失血较多，产后体虚明显；继之月经延期，且经期每次持续10~15日，淋漓不尽，量多色淡质稀，常头晕耳鸣，心悸气短，纳呆，视物不清，神疲倦怠。

查体：身体肥胖，舌淡嫩，苔薄白，脉缓无力。

证脉合参：患者生育多胎，失血过多，经期淋漓不尽，气随血脱，故气短、神疲倦怠。肾气匮乏，故头晕耳鸣。脾虚失健运，聚湿成痰，故体型肥胖。脾肾两虚，导致冲任亏损，固摄失权，治宜补肾固冲，健脾化湿。

中医诊断：崩漏（脾肾两虚）。

西医诊断：功能性子宫出血。

治则：补肾固冲，健脾化湿。

取穴：脾俞、肾俞、血海、足三里、三阴交、水分、太溪、大椎、中极、隐白。

操作：补虚泻实捻转手法，加温和灸三阴交、隐白。每日治疗1次，15次为1个疗程。并予王不留行籽于内生殖器、皮质下、内分泌、肾、脾处耳穴贴压。

二诊：上法治疗3个疗程后，经血量减少，体重下降5kg，继续针灸共治疗5个疗程痊愈，后随访，未再复发。

【按语】患者生育多胎，阴血耗损，肾气匮乏，劳则伤脾，导致冲任亏损，固摄失权，血不归经，经血淋漓不尽，其体型肥胖，故治疗以补肾固冲，健脾化湿，调节内分泌为主。取脾俞、足三里、三阴交，以健脾统血补养后天之本；取肾俞、太溪以养肾固冲；取中极、水分以调理冲任之气，加强固摄止血之功；取大椎穴壮阳气，摄气血。数穴合用，共凑益脾肾、固冲任、止血崩之功。

第十一节　青少年近视

　　近视通常是指眼在调节松弛的状态下，平行光线经眼的屈光系统后，在视网膜前形成焦点，为屈光力大于眼球轴长的一种屈光不正。主要临床症状为视近物清晰，视远物模糊。全球发病率的分布不尽相同，一般而言亚洲高于欧洲与北美，而非洲发病率均低于亚洲与欧洲；学龄期儿童和青少年的患病率为20%~25%，中青年为25%~35%，超过45岁的患病率则有所下降；女性发病率高于男性。其中，中国的情况令人担忧，大学生发病率高达80.3%，并呈现出低龄化（小学生甚至幼儿）的趋势。近视是由多种因素导致的，常见的是环境因素与遗传因素，近视的发生和发展与近距离用眼、环境不合适、户外运动不足等密切相关，视疲劳是诱发近视的重要原因，高度近视的双亲家庭，下一代近视的发病概率可达30%~40%，明显高于正常视力家庭（发病率低于10%）。单纯性、低度、假性近视短时间内对生活的影响不大，但部分患者可随着病情向中高度、真性、病理性近视发展，引起黄斑出血、视网膜剥离、角膜色素沉着，甚至失明，从而严重影响生活水平。

　　近视的诊断标准国内外基本一致，我国一直沿用中华医学会眼科学会眼屈光学组1985年10月制定的标准：

　　（1）根据屈光度程度分为3类：①轻度近视：-3.00D以下；②中度近视：-3.00~-6.00D；③高度近视：-6.00D以上。

　　（2）根据病因分类：①轴性近视，眼球前后径明显延长的一类近视，多见于单纯性近视眼和病理性近视眼；②屈光性近视，一类是曲率性近视由于屈光体的表面曲度增加，曲率半径变小而使屈光力增强引起的近视；另一类是屈光指数性近视由于房水、晶状体、玻璃体的屈光指数增高而使屈光力增强引起的近视。

（3）根据性质分类：①单纯性近视，与环境因素有关的近视眼，一般在青少年发育时期发病，随发育停止而逐渐稳定，无明显遗传因素；②病理性近视，与遗传有关的近视，发病一般自幼年开始，近视程度呈进行性发展，具有屈光异常、矫正视力不理想、眼轴增长等其他眼组织变性的病理改变特点。

（4）根据调节作用的影响分类：①假性近视，亦称调节性近视，其眼球轴径长度正常，但屈光间质的屈光力超出常度，使用阿托品散瞳后，近视消失，呈现为正视或远视；②真性近视，也称轴性近视，其屈光间质的屈光力正常，眼轴的前后径延长，使用阿托品后散瞳后，近视屈光度未消失；③混合性近视，使用阿托品后，近视屈光度明显降低，但仍未能恢复为正视。

根据发病特点，本病属于中医"近视"的范畴，古称"目不能远视症""能近怯远症"，至清代黄庭镜《目经大成》始称近视。中医学认为本病多由先天禀赋不足，后天发育不良，劳心伤神，心阳耗损，使心、肝、肾气血亏虚，加上用眼不当，使目络瘀阻，目失所养而致。如明代傅仁宇《审视瑶函·能近怯远症》"阳不足，阴有余，病于少火者也"，说明心阳不足是近视的一个重要病因。隋代巢元方《诸病源候论·目不能远视候》"夫目不能远视者，由于目为肝之外候，脏腑之精华，若劳伤脏腑，肝气不足，兼受风邪，使精华之气衰粥，故不能远视"和宋代《秘传眼科龙木论》"眼虽属五脏，而五脏之中肾最为贵……肾气衰则五脏皆病，攻于眼目之病，其系首重"指出近视与肝肾脏腑气血不足有关。唐代孙思邈《千金要方·七窍病》"数看日月，夜视星火，月下看书，抄写多年，雕镂细作，博弈不休，丧明之本"指出近视多由长时间用眼或照明不当所致。

6~18岁的青少年多为单纯性、轻中度、假性近视，针灸通过缓解睫状肌收缩痉挛，缓解疲劳，能较大程度上使视力恢复至正常状态，而对其他类型近视主要起辅助作用。

1. 分型治疗

根据中医不同病因病机，可分为以下3型。

（1）肝肾亏虚：视远物模糊，目昏干涩，昏蒙如雾，头晕耳鸣，夜寐多梦，腰膝酸软。舌偏红少苔或无苔，脉细或细数。

治则：补益肝肾，养精明目。针灸并用，补法，眼周穴位加温和灸。

主穴：睛明、四白、太阳、风池、光明、合谷、肝俞、肾俞、太冲、太溪。捻转补法。

（2）心脾两虚：视远物模糊，易疲劳，目喜垂闭，面色不华，少气懒言，声低气短，四肢乏力，食欲不振，或腹胀便溏。舌淡，苔白，边有齿印，脉弱。

治则：补益心脾，生血养目。针灸并用，补法，眼周穴位加温和灸。

主穴：睛明、四白、太阳、风池、光明、合谷、脾俞、心俞、足三里、内关。捻转补法。

（3）心阳不足：视远物模糊，神疲乏力，畏寒肢冷，气短自汗，面色㿠白，心烦心慌，失眠健忘。舌淡胖，苔白，脉弱。

治则：温补心阳，通脉养目。针灸并用，补法，眼周穴位加温和灸。

主穴：睛明、四白、太阳、风池、光明、合谷、神门、内关、心俞、命门。捻转补法。

配穴：可适当增加鱼腰、攒竹、丝竹空、瞳子髎等眼周穴位以疏通局部经络；翳明、目窗、承光以增强治疗作用。

2. 治法解析

《灵枢·大惑论》有"目者心之使也，心者神之舍也"，《素问·金匮真言论》有"东方青色，入通于肝，开窍于目，藏精于肝"，《审视瑶函·为至宝论》有"神膏者，目内包涵之膏液……由胆中渗润精汗，升发于上，积而成者，

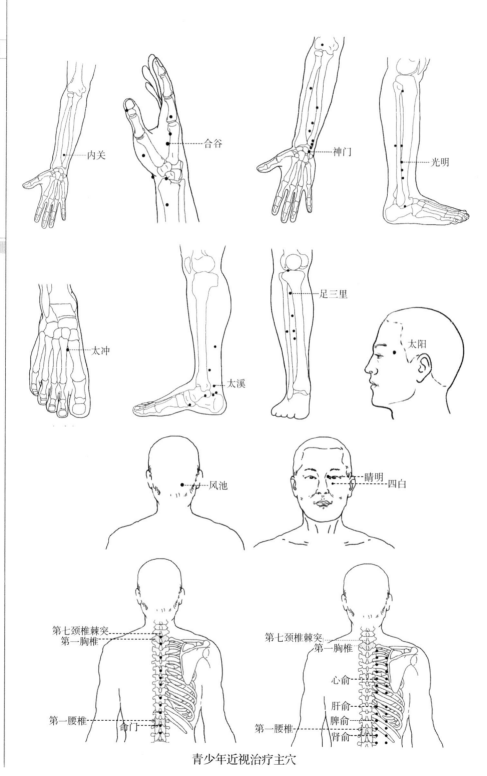

内关

合谷

神门

光明

太冲

太溪

足三里

太阳

风池

睛明
四白

第七颈椎棘突
第一胸椎

第一腰椎
命门

第七颈椎棘突
第一胸椎

心俞
肝俞
脾俞
肾俞

第一腰椎

青少年近视治疗主穴

方能涵养瞳神"，《兰室秘藏·眼耳鼻门》有"夫五脏六腑之精气，皆禀受于脾，上贯于目……脾虚则五脏之精气皆失所司，不能归明于目矣"，《黄帝内经》有"肾生骨髓，脑为髓海，目系上属于脑"。由上可见，心、肝、胆、脾、肾经络与眼睛的功能密切相关。故局部以睛明、四白、太阳疏通眼周经络之气血；风池为足少阳与阳维之交会穴，内与眼络相连；合谷与光明为治疗一切眼疾的经验效穴，可疏调眼络、养肝明目；肝俞、太冲为肝经的募穴与原穴，可养肝明目；肾俞与太溪为肾经的募穴与原穴，可滋肾养目；脾俞与足三里为脾经募穴与胃经合穴，可养血明目；心俞与内关为心经募穴与心包络穴，可养心通目；《标幽赋》载"取肝俞与命门，使瞽士视秋毫之末"，神门、命门温补心阳，养目复视。眼周穴位加温和灸可加强疏通局部气血之功。诸穴辨证选用，共奏补虚泻实，养心补肾柔肝明目之功。针灸治疗本病年龄愈小治愈率愈高，需坚持半年以上巩固疗效，属患儿消除造成近视的因素，纠正不良用眼习惯，治疗期间尽可能不戴眼镜，以利于针刺发挥良性调节作用。

3. 其他疗法

（1）梅花针：选取眼周3~5个穴位，每日1次，轻度叩刺。

（2）耳穴贴压：选肝、肾、脾、心、目、肝、眼、枕、脑干，每次选3~5穴用王不留行籽贴压。

（3）穴位埋线：据辨证取穴（眼周穴位除外），每次选穴8~10个穴位。以可吸收羊肠线埋入穴位，7日1次。

4. 医案选辑

陈某，女，12岁，学生。

主诉：视远物不清5月余。

病史：缘患儿喜卧床看书，近5个月以来，逐渐出现视远物不清，视近物清晰，眼科门诊检查双眼视力0.5，屈光度−2.00D，散瞳后基本正视，诊断为假性近视。症见视远物模糊，易疲劳，面色不华，少气懒言，食欲不振。

查体：舌淡红，苔薄白，边有齿印，脉弱。

证脉合参：本病以视远物不清为主要症状，无其他病史，属中医"近视"范畴，心脾气血不足，无以濡养目络，加之用眼不当，使目络空虚，视远物模糊；血虚则面色不华；气虚则少气懒言，食欲不振；病位在目、心、脾，其治宜补益心脾，生血养目。

中医诊断：近视（心脾两虚）。

西医诊断：假性近视。

治则：补益心脾，生血养目。针灸并用，补法，眼周穴位加温和灸。

主穴：睛明、四白、太阳、风池、光明、合谷、脾俞、心俞、足三里、内关，捻转补法。睛明、四白、太阳加温和灸。

操作：患者俯卧，毫针先刺脾俞、心俞，捻转补法，得气后出针；患者平卧，毫针刺睛明、四白、太阳、风池、光明、合谷、足三里、内关，术后留针20分钟后出针，并予眼周穴位温和灸。予王不留行籽于心、脾、目、肝、神门处耳穴贴压。

一个月后：患者诉视远视较前清晰，继续目前治疗方案。

三个月后：患者胃纳、乏力均改善，视力初测0.8，在原治疗方案上加用丝竹空、瞳子髎以增强疗效。

四个月后：患者眼科门诊测视力与屈光度均恢复正常，嘱再治疗一个月以巩固疗效。

【按语】本例患者以视远物不清为主要症状，结合专科检查，符合假性近视的诊断标准，四诊合参，辨证属"心脾两虚"，故以"补益心脾，生血养目"为法。选用睛明、四白、太阳疏通目络气血；风池通于阳维主治目疾；《席弘赋》载"睛明治眼未效时，合谷、光明安可缺"，合谷为阳明经原穴，多气多血，光明为胆经络穴，与肝相通于目，两穴合用以通络养肝明目；脾俞与足三里可补益后天之本，补气生血以养目明目；心俞与内关养心安神以明目。眼周穴位加温和灸可加强疏通局部气血之功。并适当嘱咐患者保持心情舒畅，纠正不良用眼习惯，坚持治疗。

第十二节 癫痫

癫痫即俗称的"羊角风"或"羊癫风"，是大脑神经元突发性异常放电，导致短暂的大脑功能障碍的一种慢性疾病。临床上以突然昏倒，口吐涎沫，两目上视，四肢抽搐，醒后如常为特征。本病具有突然性、短暂性、反复发作性的特点，多与先天因素有关，或有家族遗传史。

癫痫发作分为部分性/局灶性发作、全面性发作、不能分类的发作。2010年国际抗癫痫联盟提出了最新的癫痫发作分类方案，对癫痫发作进行了重新分类和补充，更为全面和完整。新方案中认为部分性/局灶性发作是指发作起始症状及脑电图改变提示"大脑半球某部分神经元首先被激活"的发作，包括单纯部分性发作、复杂部分性发作、继发全面性发作；全面性发作是指发作起始症状及脑电图改变提示"双侧大脑半球同时受累"的发作，包括失神、肌阵挛、强直、阵挛、强直-阵挛、失张力发作；不能分类的发作由于资料不充足或不完整而不能分类，同时还加入了目前分类标准中无法归类的发作（如痉挛性发作）以及近年新确认的发作类型（如肌阵挛失神、负性肌阵挛、眼睑肌阵挛、痴笑发作等）。

癫痫在中医里首见于《黄帝内经》，称为"痫病""羊痫风""癫疾"等。本病的发生多与七情失调，先天因素，脑部外伤，饮食不节，劳累过度，或患它病之后造成脏腑失调，痰阻阻滞，气机逆乱，风阳内动所致，而尤以痰邪作祟最为重要。

1. 分期治疗

癫痫的针灸治疗主要是针对发作期与间歇期。

（1）发作期包括大发作和小发作。大发作临床表现为发作前可能会出现头晕头痛，胸闷不适，神疲乏力等，后突然出现昏倒，不省人事，面色苍白，两目上视，牙关紧闭，四肢抽搐，口吐白沫，甚则尖叫，二便失禁，脉弦滑。短暂即清醒，发作过后则觉头晕，精神恍惚，乏力欲寐。小发作临床表现为动作突然中断，手中物件落地，或头突然向前倾下而后迅速抬起，或两目上视，大多数数秒至数分钟即可恢复，且对上述症状发作全然不知。

治则：醒脑开窍，息风豁痰。以督脉及足厥阴、足阳明经穴为主。

主穴：水沟、百会、后溪、涌泉、合谷、太冲、丰隆。

操作：毫针泻法。水沟用雀啄泻法和快速捻转泻法交替进行，以患者神志复苏或有反应为度。

（2）间歇期：发病前多头晕，胸闷，乏力，痰多，舌红，苔白腻，脉弦滑，为风痰闭阻；平时急躁易怒，心烦失眠，咳痰不爽，目赤，口苦咽干，舌红，苔黄腻，脉弦滑，为痰火扰神；患病日久，神志恍惚，心悸健忘，头晕目眩，两目干涩，失眠，腰膝酸软，舌红苔薄，黄脉细数，为肝肾阴虚；平素头晕头痛，痛有定处，常伴单侧肢体抽搐，颜面口唇青紫，舌质暗红，苔薄白，脉涩或弦，为瘀阻脑络。

治则：化痰通络，息风舒筋。以任脉、督脉、足阳明经及足厥阴经穴为主。

主穴：鸠尾、筋缩、间使、阳陵泉、丰隆、太冲。

配穴：痰火扰神加曲池、足三里、内庭。风痰闭阻加风池、足三里。心脾两虚加心俞、脾俞。肝肾阴虚加肝俞、肾俞。瘀阻脑络加百会、膈俞、血海。夜发加照海，昼发加申脉。

操作：主穴用毫针刺，鸠尾向巨阙斜刺1寸。配穴按虚实补泻操作。

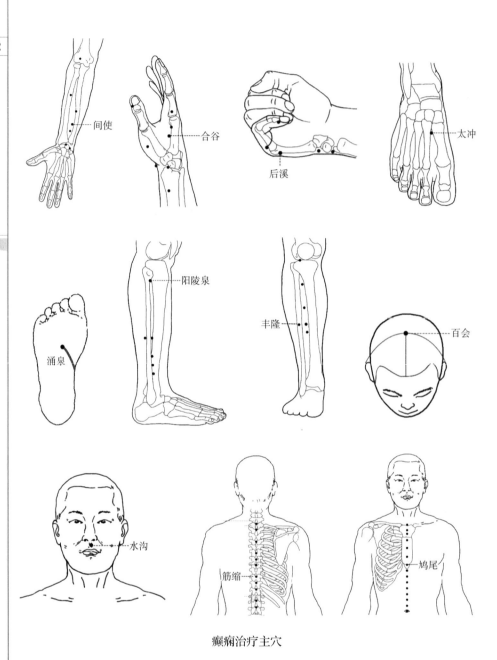

间使

合谷

后溪

太冲

阳陵泉

涌泉

丰隆

百会

水沟

筋缩

鸠尾

癫痫治疗主穴

2. 治法解析

水沟、百会为督脉穴，后溪为八脉交会穴，通督脉，督脉入络脑，故针刺可醒脑开窍。涌泉为肾经井穴，可激发肾气，促进脑神经的恢复。丰隆豁痰，为化痫要穴。合谷、太冲称为四关穴，可平抑肝风而止痉。鸠尾为任脉络穴，任脉为阴脉之海，可调理阴阳，平抑风阳。筋缩为督脉穴，可疏通督脉、通脑络、舒经筋，筋会阳陵泉，二穴相配，重在舒调经筋而止痉。间使为心包经穴，可调心神、理气血，为治痫经验穴。

3. 其他疗法

（1）耳针法：取心、皮质下、肾、神门、枕、肾。每次选用3穴，毫针强刺激或耳穴贴压。

（2）穴位注射法：取心俞、肝俞、间使、三阴交。每次选用1~2穴，每穴注射氯丙嗪0.5~1mL。

4. 医案选辑

李某，男，50岁，建筑工人。

主诉：发作性双下肢强直2天。

病史：2天前睡眠中突发双下肢强直伴左上肢不自主抖动，无意识二便异常，无跌伤及咬伤，约3分钟缓解。后上述症状反复发作4次，发作期间如常，入当地医院就诊，头颅CT未见异常，予输液治疗后无缓解，遂来我院就诊。现症同前，精神倦怠，面色偏红，时觉烦躁，便秘，小便黄，舌红，苔黄腻，脉弦滑。既往脑外伤病史。

查体：左下肢腱反射亢进，左下肢跟膝胫实验稍差。

证脉合参：本病以睡眠中突发双下肢强直伴左上肢不自主抖动，发作期间如常为主症，查体左下肢腱反射亢进，左下肢跟膝胫实验稍差，既往脑外伤病史，考虑为痫证，面色偏红，时觉烦躁，便秘，小便黄，舌红，苔黄腻，脉弦滑，证属"痰火扰神"，治宜清肝泻火，化痰通络，宁心安神。

中医诊断：痫证（痰火扰神）。

西医诊断：癫痫（部分性/局灶性发作）。

治则：清肝泻火，化痰通络，宁心安神。

主穴：水沟、丰隆、阳陵泉、足三里、太冲、神门。

操作：先嘱患者俯卧，在背部肝胆俞放血，血停则止，以泻肝胆之火。再嘱患者平卧，水沟为督脉穴，督脉入络脑，用雀啄泻法，可醒脑开窍；太冲为肝经原穴，飞针进针得气后，用捻转泻法，针尖朝向大腿根部，导气上行，以泻肝火，息风止痉；丰隆为化痰要穴，用提插泻法，化痰通络；阳陵泉为筋会，用平补平泻法，配足三里穴，刺之可疏通腿部经络而止痉；神门为心经原穴，用平补平泻法，可宁心安神。诸穴合用共奏清肝泻火，化痰通络，宁心安神之功。

二诊：患者精神尚可，面色稍红，双下肢强直发作次数明显减少，此法有效，继续目前治疗方案；

三~八诊：患者神清，面色不红，诉上双下肢强直未再发作，纳眠可，二便调。舌淡红，苔薄黄，脉细滑。肝胆之火已除，气血得调，症状得除，继续治疗一个疗程，巩固疗效，嘱患者保持心情愉悦，饮食清淡，多食水果蔬菜，如有不适，随时来诊。

【按语】古书云"百病皆因痰作祟""无痰不作痫"，因此痫证在治疗上离不开治痰，本例患者兼见面色偏红，烦躁，便秘，小便黄，舌红，苔黄腻，脉弦滑等，为痰证日久化火所致。治疗上以清肝泻火，化痰通络，宁心安神为主，选取督脉、足阳明、足厥阴经穴，督脉为阳脉之海，入络脑，刺之可醒神开窍，通调阳气，促进脑神经细胞的恢复；足厥阴肝经穴位可平抑肝阳，使肝胆之火得以清除；足阳明经行于双下肢外侧，为局部取穴，刺之疏通经络止痉。

第十三节 抑郁症

抑郁症又称抑郁障碍，以显著而持久的心境低落为主要临床特征，是心境障碍的主要类型。患者情绪的消沉可以从闷闷不乐到悲痛欲绝，自卑抑郁，甚至悲观厌世，可有自杀企图或行为；甚至发生木僵；部分病例有明显的焦虑和运动性激越；严重者可出现幻觉、妄想等精神病性症状。每次发作持续至少2周以上，长者甚或数年，多数病例有反复发作的倾向，每次发作大多数可以缓解，部分可有残留症状或转为慢性。

抑郁症除了心境低落外，还可表现为思维迟缓，意志活动减退，认知功能损害，躯体症状等。迄今，抑郁症的病因并不清楚，但可以肯定的是，生物、心理与社会环境诸多方面因素参与了抑郁症的发病过程。生物学因素主要涉及遗传、神经生化、神经内分泌、神经再生等方面；与抑郁症关系密切的是患者病前性格特征，如抑郁倾向等。成年期遭遇应激性的生活事件，是导致出现具有临床意义的抑郁发作的重要触发条件。然而，以上这些因素并不是单独起作用的，目前强调遗传与环境或应激因素之间的交互作用以及这种交互作用的出现时点在抑郁症发生过程中具有重要的影响。

抑郁症属于中医"郁证"的范畴，病因总属情志所伤，发病与肝的关系最密切，其次涉及心、脾，肝失疏泄、脾失健运、心失所养、脏腑气血失调是其主要病机。

1. 分型治疗

郁证可分为肝气郁结、气郁化火、痰气郁结、心神失养、心脾两虚、心肾阴虚六种类型。兼见胸满，胁肋胀痛，喜叹息，纳差，便秘，苔薄腻，脉弦，为肝气郁结证；兼见急躁易怒，胸胁胀满，口干口苦，或头痛，目赤，便秘，小便黄，舌质红，苔黄，脉弦数，为气郁化火证；兼见胸闷，胁肋胀满，咽中如有物梗塞，吞之不下，吐之不出，苔白腻，脉弦滑，为痰气郁结证；兼见心神不宁，多疑易惊，悲忧善哭，喜怒无常，舌质淡，脉弦，为心神失养证；兼见多思善疑，头晕，神疲乏力，心悸，健忘，舌质淡，苔薄白，脉细，为心脾两虚证；兼见心悸，健忘，五心烦热，盗汗，口干，舌红少津，脉细数，为心肾阴虚证。

治则：疏肝解郁，调神理气。以督脉及手足厥阴、手少阴经穴为主。

主穴：水沟、百会、内关、神门、太冲。

配穴：肝气郁结配膻中、期门。气郁化火配行间、侠溪。痰气郁结配丰隆、廉泉。心神失养配通里、心俞。心脾两虚配心俞、脾俞。心肾阴虚配心俞、肾俞。咽部异物梗塞感明显配天突、照海。

操作：水沟用雀啄泻法；神门用平补平泻法；百会、内关、太冲用泻法。配穴按虚补实泻法操作。

2. 治法解析

脑为元神之府，督脉入络脑，水沟、百会可调理脑神。心藏神，神门为心经原穴，内关为心包经络穴，二穴可调理心神而安神定志；内关又可宽胸理气，太冲疏肝解郁，内关、太冲相配，厥阴同气相求，疏肝理气解郁。

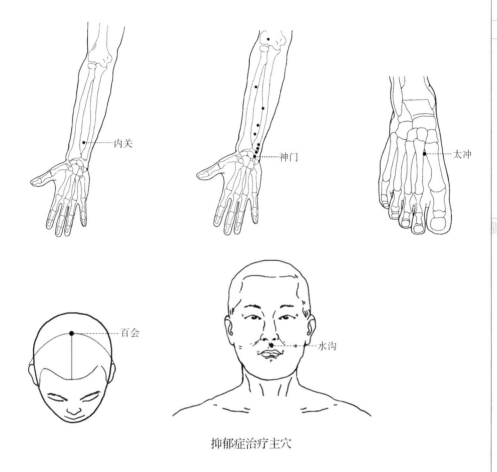

抑郁症治疗主穴

3. 其他疗法

（1）穴位注射：据辨证取穴。可选维生素B_1或B_{12}注射液，每穴注入0.5~1mL，每日1次。

（2）耳穴贴压：选心、脾、肝、神门点或皮质下，每次选2~3穴用王不留行籽贴压。

4. 医案选辑

袁某，男，54岁，海南人。

主诉：情绪低落伴失眠8年。

病史：患者于2002年开始出现头昏、头重，多次在当地医院按脑供血不足治疗，症状时好时坏。2009年10月患者头昏加重，自觉头脑不清醒，情绪低落，疲倦乏力、精力不足、兴趣减退、厌恶交际、精神容易紧张、脾气暴躁、入睡困难、多梦易醒、早醒、耳鸣，注意力不集中、记忆力减退，到当地医院检查发现"睡眠呼吸暂停综合征"，治疗后症状无明显改善，2010年6月患者来医院就诊，现精神差、头昏、头重、头脑不清醒、情绪低落、坐立不安、入睡困难、早醒、纳差、大便干、小便黄、舌质红、苔黄、脉弦数。

查体：未见异常。

证脉合参：本病以情绪低落伴失眠8年为主症，查体未见异常，考虑为郁证，头昏、头重、头脑不清醒、情绪低落、坐立不安、入睡困难、早醒、纳差、大便干、小便黄、舌质红、苔黄、脉弦数，证属"气郁化火"，治宜疏肝解郁、清肝泻火、宁心安神、升提阳气。

中医诊断：郁证（气郁化火）。

西医：抑郁症。

治则：疏肝解郁，清肝泻火、宁心安神。

主穴：水沟、内关、神门、太冲、行间、侠溪。

操作：毫针刺，水沟用雀啄泻法，太冲、行间用捻转泻法，余穴平补平泻。

二诊：患者精神尚可，面色稍红，诉头晕、头重好转，失眠时间缩短，大便稍干，小便调，此法有效，继续目前治疗方案。

三~十二诊：患者神清，面色尚可，头晕、头重几乎没有发作，睡眠较前明显好转，纳眠可，二便调。舌淡红，苔薄黄，脉细滑。肝胆之火已除，阳气得以升提，症状得除，继续治疗一个疗程，巩固疗效，嘱患者平时保持心情愉悦，想哭就大声哭，经常鼓励自己，多进行体育锻炼和有氧运动。

【按语】《古今医统大全·郁证》"郁为七情不舒，遂成郁结，既病之久，变病多端"，本例患者就是情绪低落日久，出现失眠、头晕、头重等症状。治疗上选取水沟雀啄泻法，可调神理气，调动身体气血运行；内关为心包经络穴，神门为心经原穴，二穴合用，宁心安神；太冲为肝经原穴，刺之疏肝解郁；行间、侠溪分别肝经、胆经荥穴，荥穴属火，刺之用捻转泻法可降肝胆之火。

第十四节　高血压病

　　高血压病是一种以动脉血压持续升高为特征的慢性疾病，常伴有心脏、血管、脑和肾脏等器官功能性或器质性改变，临床上常常表现为头晕、头痛、耳鸣、眼花、心悸、失眠、健忘等症状，本病患者多有家族高血压病史，与饮食失调，过度摄取盐分，饮酒，肥胖，情绪等因素有关。现代医学根据其发病原因有可分为原发性高血压和继发性高血压。

　　中医没有"高血压"的概念及病名，根据高血压的临床表现，本病主要相当于中医的"眩晕""头痛"等病证范畴。该病多因素体阴阳偏盛偏衰，阴虚为本，阳亢为标；以精神紧张、情志不遂、饮食失节、劳逸无度、环境恶化等为诱因；病因病机上归纳为风、火、痰、瘀、虚；病变与五脏有关，主要涉及心、肝、脾、肾，在标为肝，在本为肾，涉及心脾；临床表现以肝肾阴虚或肝阳上亢为主要症状，以阴损于前，阳亢于后为主要特点。

1. 分型治疗

（1）肝火亢盛。

症状：眩晕，头痛，面红，目赤，口苦，烦躁，便秘，尿赤，舌红，苔黄，脉弦有力。

治则：平肝泻火。

主穴：太冲、风池、太溪、内关。用泻法。

配穴：烦躁者，加行间、侠溪；头痛者，加头维、百会；便秘者，加天枢、上巨虚。兼有痰湿者，加丰隆、阴陵泉；热盛者，加合谷、曲池。

（2）阴虚阳亢。

症状：眩晕，头痛，腰膝酸软，耳鸣健忘，五心烦热，心悸失眠，舌质红，苔薄，脉弦细而数。

治则：育阴潜阳。

主穴：太溪、太冲、肾俞、百会。用平补平泻法。

配穴：失眠者，加心俞、神门；五心烦热者，加三阴交、内关；耳鸣者，加翳风、听会。

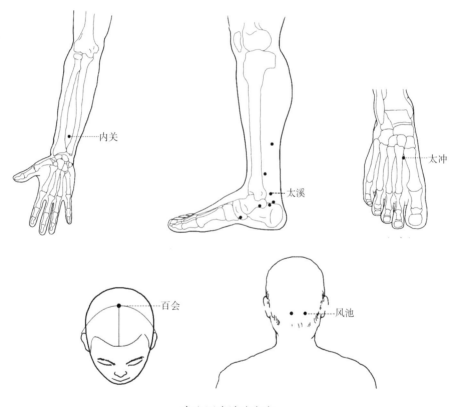

高血压病治疗主穴

2. 其他疗法

（1）耳穴贴压：选肝、肾、心、脾、神门、降压沟等点，用王不留行籽贴压，每次3~4穴，3天后辨证换穴。

（2）穴位注射：选用丹参注射液，取穴以肝俞、肾俞、心俞、脾俞、膈俞为主，每次选1~2穴，注入药液1mL。

（3）梅花针：轻叩刺风池及背部夹脊穴。

3. 医案选辑

谢某，男，50岁，公司职员。

主诉：反复头晕头昏半年余。

病史：患者系公司一位部门领导，因工作问题应酬较多，面部油脂分泌较旺盛，情绪易急躁，自觉经常头晕头重，反复发作，休息不好时明显，自测血压波动范围为（130~160）/（90~110）mmHg，胃纳一般，大便不畅，夜间多梦。

查体：腹部微隆起，神经反射未见明显异常。舌稍红，苔厚，脉弦滑。

证脉合参：患者以头晕为主诉，血压升高，兼有急躁易怒，头重，舌红苔厚，脉弦滑。证属肝阳上亢，兼痰湿中阻。

中医诊断：头晕（肝阳上亢，痰湿中阻）。

西医诊断：高血压。

治则：平肝潜阳，祛痰化湿。用泻法。

主穴：太冲、太溪、风池、百会、内关、丰隆。

操作：患者平卧，毫针刺太冲穴，得气后用泻法；太溪进针得气后用平补法；风池针刺方向朝向鼻尖，得气后用泻法；百会进针得气后用泻法，内关进针得气后用平补平泻法；丰隆进针得气后用泻法。留针20分钟，每日1次。

另予王不留行籽贴压耳部肝、肾、心、神门穴。嘱患者畅情志，少油腻。

二诊：患者昨日针刺后睡眠较好，诉比平日睡得更沉一些，今晨起床自觉头部舒适，头昏头重感减轻。针刺得效，继续治疗。

三~五诊：患者因工作原因治疗时断时续，头晕时有发作，饮食较前控制，情绪不稳定，仍易急躁。继续治疗，辨证选用中脘、天枢、阴陵泉、阳陵泉等穴。

六～十诊：患者前后共诊十余次，精神较前好转，每次治疗后自觉第二天精神比较舒畅，头晕头痛少发，但始终不能坚持连续治疗，自测血压波动范围为（110～140）/（80～100）mmHg。嘱其少油腻，畅情续，少熬夜，不适随诊。

【按语】中医学认为，高血压病是由于机体阴阳平衡失调产生的结果。

调理脏腑功能，恢复阴阳平衡是中医中药治疗高血压的基本原则；辨证施治：临床所见多为肝火偏亢，气血上冲，肝肾阴虚，下虚上盛，痰湿中阻，清阳不升所致。本例患者因情志不遂，易急易怒，再加上饮食不调，痰湿中阻，肝阳能升而不能降，清阳不升，浊阴不降，故表现为血压升高，头晕头昏等症，病性属实，故取太冲、风池平冲降逆，刺百会清阳而止晕，补太溪以养肾阴，针内关可宁心安神，合丰隆行气化痰。配伍得当，故针后得效，症状减轻。然饮食与情志易引起血压反复波动，故一方面要连续规律治疗调其肝脏功能以治其本，另一方面要调饮食、畅情志以防反复。若病程日久，血压居高不下，还需配合降压药治疗。头为诸阳之会，精明之府，五脏精华之血，六府清阳之气，会于头部，故不论外感，内伤的因，均可犯颠顶，扰乱清窍，而致头晕。

第十五节　眩晕

　　眩晕是指自觉头晕眼花，视物旋转动摇的一种症状，轻者短暂即止，平卧闭目片刻即安；重者如坐舟车，旋转起伏不定，或伴有恶心、呕吐、汗出，甚则昏倒等症状。眩是指眼花或眼前发黑，晕是指头晕甚或感觉自身或外界景物旋转。二者常同时并见，故并称为"眩晕"。现代医学认为，眩晕是人体对空间关系的定向或平衡感觉障碍，是一种自身或外景运动错觉或幻觉，发作时多数患者感觉周围事物在旋转，少数患者出现视物摆动或摇晃，也可有自身在一定平面上转动、倾倒、沉浮或摇晃。临床上可分为前庭系统性眩晕（真性眩晕）和非前庭系统性眩晕（假性眩晕），病因较复杂，男女均可发病。

　　中医认为，眩晕的发病主要与情志不节、饮食不节、体虚年高、跌仆外伤等有关；其病性有虚实两端，属虚者居多，如阴虚易肝风内动，血虚则脑失所养，精亏则髓海不足，均可导致眩晕；属实者多由于痰浊壅遏，或邪火上蒙，或瘀血阻络，均可形成眩晕。风、火、痰、瘀、虚可互相影响，合而为患，形成虚实夹杂的复杂证型。

　　本病的病位在于脑窍，其病变与肝、脾、肾三脏相关。肝乃风木之脏，其性主动主升，若肝肾阴亏，水不涵木，阴不维阳，阳亢于上，或气火暴升，上扰头目，则发为眩晕；脾为后天之本，气血生化之源，若脾胃虚弱，气血亏虚，清窍失养；或脾失健运，痰浊中阻，或风阳夹痰，上扰清空，均可发为眩晕；肾主骨生髓，脑为髓海，肾精亏虚，髓海失充，亦可发为眩晕。

1．分型治疗

（1）肝阳上亢。

症状：眩晕欲仆，头胀头痛，可兼见耳鸣，口苦，失眠多梦，遇烦劳郁怒而加重，面红目赤，急躁易怒，肢麻震颤，舌红苔黄，脉弦。

治则：平肝潜阳，清火息风。

主穴：风池、百会、内关、太冲。

（2）痰湿中阻。

症状：眩晕，头重昏蒙，胸闷恶心，神疲困倦，食少多寐，舌胖苔白腻，脉濡滑。

治则：化痰祛湿，健脾和胃。

主穴：中脘、丰隆、阴陵泉、百会。

（3）瘀血阻络。

症状：眩晕，头痛如刺，兼见面色黧黑，口唇紫暗，肌肤甲错，健忘，心悸，失眠，舌暗红，苔薄白，舌下瘀络，脉涩。

治则：行气活血，祛瘀通络。

主穴：风池、头维、膈俞、血海。

（4）肾精亏损。

症状：眩晕日久不愈，耳鸣，腰膝酸软，遗精，精神萎靡，健忘，舌淡，脉沉细。

治则：滋养肝肾，填精益髓。

主穴：太溪、悬钟、三阴交。

（5）气血两虚。

症状：眩晕，动则加剧，劳累即发，兼见面白无华，神疲乏力，倦怠懒言，唇甲淡白，少气懒言，纳少便溏，舌淡，脉细。

治则：补益气血，调养心脾。

主穴：百会、气海、足三里、脾俞、胃俞。

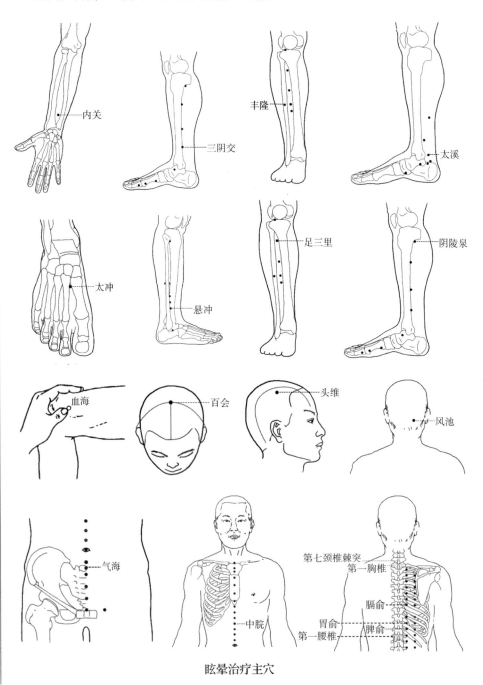

眩晕治疗主穴

2. 其他疗法

（1）耳穴贴压：选肝、脾、肾、心、神门等点，用王不留行籽贴压，每次3~4穴，每3天换一次，辨证取穴。

（2）头皮针：取晕听区，四神聪。

3. 医案选辑

方某，女，53岁，家庭主妇。

主诉：头晕站立不稳1天。

病史：患者由家人扶持来就诊，诉昨日汗出后大量饮水，坐位休息，起身时突发眩晕，视物旋转，伴恶心欲吐，站立不稳。平素爱饮茶，摄水量多，胃纳不多，夜眠多梦，晨起头昏重感。

查体：神经系统检查未见异常，体位改变时头晕加重，转颈试验阳性。舌淡，苔白腻，脉滑。

证脉合参：本病以眩晕为主，起于劳累后饮水过量，平素又喜饮茶，致痰湿中阻，清阳不升，病当属实证。

中医诊断：眩晕（痰湿中阻）。

西医诊断：耳源性眩晕。

治则：化痰祛湿，健脾和胃。

主穴：中脘、丰隆、阴陵泉、百会、风池。

操作：患者平卧，毫针刺百会、风池，得气后用平补平泻；刺中脘，得气后用泻法；刺丰隆、阴陵泉，得气后用泻法。留针20分钟，每日1次。

予王不留行籽贴压耳部胃、脾、肾、神门穴，嘱患者每日自行按压5~6次，并注意减少水的摄入。

二诊：患者自身前来，头晕稍减，天旋地转感不明显，起床时仍昏重感。已注意控制喝水量。上方继续治疗。

三诊：天旋地转感未作，已基本恢复到发作前状态，晨起仍有昏沉感，至中午渐缓，夜间多梦，纳稍增。湿渐祛，加足三里、脾俞、胃俞以健脾固本。继续治疗，隔日一次。

四~五诊：头晕未作，间有昏沉感，精神转佳，梦减少，胃纳好，大便基本成形，畅。嘱其注意不要饮水过量，勿过量劳累，以防复发。

【按语】本例患者因汗后饮水过多，加之平素痰湿体重，突然站起，体位改变，清阳不升，发为眩晕。四参合参，当属本虚标实，以脾虚为本，以痰湿为标。治疗当健脾祛湿并行，局部取百会、风池以止晕，取中脘、丰隆、阴陵泉以祛湿，取足三里、脾俞、胃俞以健脾胃。湿祛脾健，故眩晕渐安。

第十六节　脑血管意外后遗症

脑血管意外后遗症是指脑血管意外后出现脑部缺血或出血性损伤，经救治之后遗留不同程度的运动障碍、认知障碍、言语障碍、吞咽障碍等症，临床表现包括半身不遂，言语不利，口眼歪斜，神志障碍等症状。主要分为出血性脑中风和缺血性脑中风两大类。多发生于50岁以后，男性略多于女性。

本病属于中医"偏瘫""偏枯"范畴，俗称"中风后遗症"，多因心、肝、肾等脏腑虚损，功能失调，病邪稽留日久，正气耗损，导致肝肾亏虚，气虚血瘀，风痰阻络，髓海及筋骨失养，致神志障碍，言语不利，肢体不能随意运动，感觉减退等，久则患肢枯瘦，麻木不仁，病性多为本虚标实。

针灸治疗中风后遗症是卫生部推荐的方法，效果明显，针灸有助于脑神经细胞的改善和恢复，是最直接和最有效的方法之一。长期以来，全国有不少知名专家从不同角度研究也已证实。中风后遗症临床辨证可分为实证与虚证。

1. 分型治疗

（1）实证：多属肝阳亢盛，除症见半身不遂，言语障碍外，兼有面红目赤、头晕头痛，情绪烦躁，口苦，小便黄，大便结，舌质红苔黄，脉弦等。

治则：平肝潜阳，活血通络。

主穴：太溪、太冲、肝俞、曲池、风池、百会。用平泻法。

（2）虚证：多为气虚血瘀，除症见半身不遂，言语障碍外，常伴有面色少华，神疲气短，头晕，食纳减退，口淡不渴，小便清，畏冷，舌质淡暗，舌边有齿痕，舌下瘀，苔薄腻，脉浮大无力等。

治则：补气活血，疏经通络。

主穴：三阴交、足三里、肾俞、关元。用平补法，针灸并施。

配穴：兼痰浊者，配丰隆、脾俞；兼气滞者，配膻中、内关；兼头晕痛者，兼百会、风池；上肢瘫加肩髃、曲池、合谷、外关等；下肢瘫加环跳、阳陵泉、委中、解溪等；语言不利配廉泉、天突；面瘫配阳白、颊车、地仓、下关等。

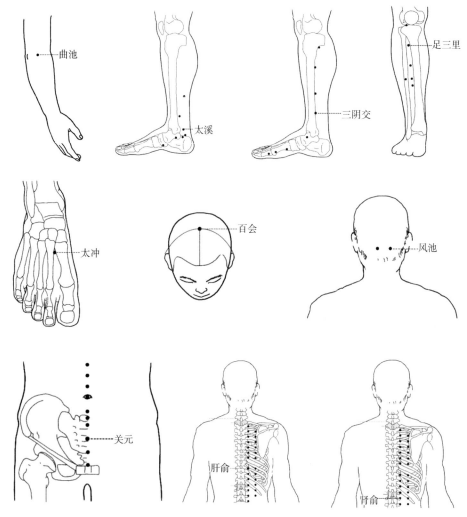

脑血管意外后遗症治疗主穴

2. 其他疗法

（1）穴位注射：辨证取穴同上，实证可选用丹参注射液或维生素B₁注射液；虚证用黄芪注射液或当归注射液。每次选2~3个穴位，每穴注入0.5~1mL药液。

（2）头皮针：肢体取对侧运动区，失语选相应语言区，神志障碍选四神聪。

3. 医案选辑

任某，男，58岁，退休人员。

主诉：左侧肢体偏瘫1月余。

病史：患者1个月前因与人争吵暴怒出现突然晕倒，神志不清，急送当地人民医院急诊，入院查头部CT示右脑基底节区出现，诊为"脑出血"，入院经相应救治之后，神志转清，遗留左侧面瘫，左侧上下肢体活动不能，无法自行，构音欠清，情绪烦躁，面红目赤，纳可，痰多，小便黄，大便日1次。

查体：左侧上下肢体肌力1级；反射亢进；皮肤感觉过敏；病理征阳性。

证脉合参：本病有脑血管意外病史，以肢体功能障碍、面瘫、言语不利为主症，病因明确，症状典型，兼有面红目赤，情绪烦躁，大吼大叫，痰多，小便黄，舌红苔黄，脉弦数等，证属肝阳上亢。

中医诊断：中风中经络（肝阳上亢）。

西医诊断：脑血管意外。

治则：平肝潜阳。

主穴：百会、风池、右率谷、右肩髃、右曲池、右外关、右合谷、右阳陵泉、右丰隆、右太冲。

操作：患者平卧，毫针刺百会，得气后用平泻法；刺风池，针尖向鼻尖，得气后用泻法，其他穴位得气后均用平泻法。留针20分钟，每日1次。

另用丹参注射液，选取风池、肩髃、曲池、外关、阳陵泉、丰隆等穴，每次选2~3穴，每穴注放1mL。嘱其慎发怒，清淡饮食，配合肢体康复锻炼。

二诊：患者自觉气稍畅，舌脉同前，继续治疗。

三~五诊，患者近几日觉心中气畅，家人诉发脾气明显减少，右侧下肢已能活动（2级肌力），仍皮肤感觉过敏，痰减少。守方治疗。

六~十诊：症状明显好转，右下肢变化最明显，已能在床上自行平移但不能抬起（3级肌力），右上肢针刺时有回避收缩动作，偶有情绪急躁发怒，胃纳好，小便淡黄，舌仍红，苔较前退。

十一~十五诊：右下肢已能抬离床面（4级肌力），右上肢可做整个收缩，肢体痉挛减轻，情绪可，胃纳可。

经治疗，经络气血渐通，肢体功能逐渐恢复，按原法治疗，辨证交替选穴，再治一疗程后，已能在家人的搀扶下缓慢行走。查体下肢肌力4级，右上肢肌力3级。

【按语】本病患者因暴怒致气血上逆而引发脑出血，痰瘀阻络，致肢体经脉受阻，筋骨失养，而出现肢体偏瘫，病机以实为主，故选取百会、四神聪以调神，取风池以疏通脑部经络，配以上下肢的经穴以疏通肢体经络气脉，肢体渐养，故功能逐渐恢复。嘱其畅情志，调饮食，继续配合康复功能训练以巩固疗效。

第十七节 痛经

痛经是妇科常见病，是指妇女在月经期或月经期前后出现下腹部疼痛，或痛引腰骶，严重者剧痛难忍、面色苍白、恶心呕吐甚至晕厥等病症，影响工作学习及日常生活质量者。西医分为原发性痛经和继发性痛经两类。原发性痛经又称为功能性痛经，指经妇科检查，生殖器官无明显器质性病变者，多发于月经初潮后2~3年的青春期少女或未生育的年轻妇女；继发性痛经是指由于生殖器官器质性病变所引起的痛经。

祖国医学认为本病常与饮食生冷、情志不畅、起居不慎等因素有关。经期坐卧湿地、受寒饮冷，或冒雨涉水、寒邪客于冲任而发痛经；或情志不畅，肝气郁结，血行受阻；或脾胃素虚或大病久病，气血虚弱，或禀赋素虚，肝肾不足，精血亏虚，加之行经之后精血更虚，冲任不足，胞脉失养而引发痛经。本病病位在胞宫，与冲、任二脉及肝、肾关系密切。基本病机不外虚实，实者为冲任瘀阻，气血运行不畅，胞宫经血流通受阻，"不通则痛"；虚者为冲任虚损，胞宫失于濡养，"不荣则痛"，故痛经发作。

1. 分型治疗

（1）实证：疼痛多发生在经前或经期，痛势剧烈，经行不畅，少腹疼痛拒按，经色紫红或紫黑，有血块，下血块后疼痛缓解；兼见经前期乳房胀痛，舌有瘀斑，脉细弦，为气滞血瘀；腹痛有冷感，得温热疼痛可缓解，月经量少，色紫黑有块，畏寒肢冷，苔白腻，脉沉紧，为寒邪凝滞。

治则：散寒行气，通经止痛。毫针刺，用泻法，局部配合远红外线灯照射。寒邪甚者可用艾灸。

主穴：中极、地机、三阴交、次髎。

配穴：气滞血瘀配太冲、阳陵泉；寒邪凝滞配归来、命门；腹胀配天枢、足三里；肋痛配支沟、阳陵泉；胸闷配膻中、内关。

方义：中极为任脉穴位，可通调冲任之气，散寒行气；地机乃脾经郄穴，能疏调脾经经气而止痛；三阴交为足三阴经之交会穴，可通经而止痛；次髎位于腰骶部，可调补冲任、理气化瘀，为治疗痛经的经验穴；四穴合用，共奏行气活血，温经止痛之功。

（2）虚症：腹痛多在经后，小腹绵绵作痛，少腹柔软喜按，月经色淡、量少。兼见全身乏困无力，头晕眼花，心悸，面色苍白或萎黄，色淡，舌体胖大、边有齿印，脉细弱，为气血不足；腰酸肢倦，夜寐不宁，头晕耳鸣，或伴视物模糊，舌红苔少，脉细，为肝肾不足。

治则：调补气血，温养冲任。毫针刺，用补法。可配合灸法。

主穴：气海、关元、三阴交、足三里。

配穴：气血亏虚配脾俞、胃俞；肝肾不足配太溪、肝俞；头晕耳鸣加百会、悬钟。

方义：气海、关元为任脉穴，又均为全身强壮要穴，可补气血，温养冲任，暖下焦；三阴交为肝、脾、肾三经之交会穴，可调理气血；足三里为补益气血之穴。

2. 其他疗法

（1）穴位注射：选三阴交、地机、足三里、归来。每次选用1~2穴，选黄芪或当归、丹参等注射液，每穴注入药物0.5~1mL。

（2）耳穴贴压：选子宫、内生殖器、交感、皮质下、内分泌、神门、肝、肾，每次选3~5穴王不留行籽贴压，每3~5日更换1次。

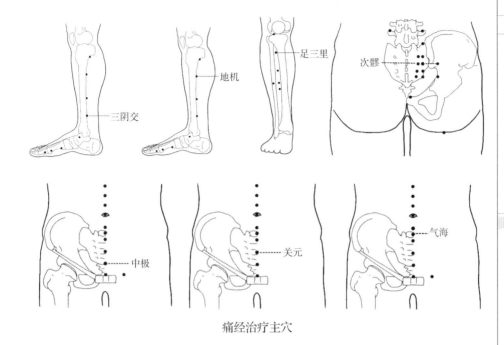

痛经治疗主穴

3. 医案选辑

刘某，女，28岁，房地产销售员。

主诉：痛经5年余。

病史：患者自述经期小腹即发疼痛，拒按，平素经量少，色紫暗有块，块下疼痛减轻，乳房时有胀痛，兼有胸闷、食少、肛门坠胀等症状，情绪多抑郁。

查体：舌质紫暗，苔薄白，脉弦涩。

证脉合参：患者平素经量少，色紫暗有块，乳房时有胀痛，舌质紫暗，苔薄白，脉弦涩，证属气滞血瘀，冲任瘀阻。情志不畅，肝气郁结，血行受阻不通则痛，治宜理气行滞、化瘀止痛。

中医诊断：痛经（气滞血瘀）。

西医诊断：原发性痛经。

治则：治宜理气行滞、化瘀止痛。

取穴：关元、三阴交、地机、十七椎、次髎、合谷、太冲。

操作：关元用连续捻转手法，使针感向下传导，余穴平补平泻常规针刺，用中等强度的刺激手法。月经来潮前7天开始治疗，发作期每日治疗1~2次，间歇期隔日治疗1次。并予王不留行籽贴子宫、内生殖器、皮质下、内分泌、肝、肾。

二诊：按上法治疗2个月经周期后，痛经明显减轻，继续针灸治疗2个周期，以巩固疗效，后随访，未再复发。

【按语】患者平素多抑郁，气滞血瘀，瘀阻胞宫、冲任。经期气血下注冲任，胞宫气血更加壅滞，"不通则痛"，故发为痛经。关元为足三阴经与任脉的交会穴，通于胞宫，针之行气活血、化瘀止痛；三阴交针之可调理肝、脾、肾；地机为脾经郄穴，阴经郄穴治血证，可调血通经止痛；次髎、十七椎是治疗痛经的经验效穴；合谷、太冲合称四关，刺之理气止痛。诸穴合用，起化瘀通经止痛之功。

第十八节　多囊卵巢综合征

多囊卵巢综合征是青春期和育龄期妇女常见的内分泌紊乱性疾病之一，其临床表现多样化，以高雄激素血症、胰岛素抵抗及高胰岛素血症、促性激素水平异常、月经紊乱、闭经、无排卵、不孕合并多囊卵巢性改变、还可不同程度地表现为多毛、痤疮、油性皮肤、肥胖、脱发等。

多囊卵巢综合征虽然是现代医学中的疾病名称，但祖国传统医学对该病早有认识，此病可归属于传统医学中的"月经后期""闭经""不孕"等疾病的范畴。传统医学认为，女子月事的正常运行，依赖于女性"肾气—天癸—冲任—胞宫"生殖轴生理功能的相互协调，若受内外致病因素的影响，如先天遗传因素、后天饮食习惯、生活方式、六淫七情等，女子的生殖轴功能将会失常，导致月事不能依时而至。肾主藏精、生殖，为先天之本，肾气的盛衰决定了女性生殖、孕育功能的正常与否；肝主藏血、疏泄，体阴而用阳，女子以肝为先天，肝气舒畅，肝血有余，则下注血海，经血方能按时而下。辨证与辨病相结合，多囊卵巢综合征实为本虚标实，肾虚肝郁、痰湿内蕴为其主要病机，病位在冲任，与肾、肝、脾相关。

1. 分型治疗

（1）肾阳虚亏：月经初潮迟至、色淡、量少，色淡质稀，渐至停经。舌质淡，苔薄，脉沉数。

治则：补肾调经。毫针补法，久留针，配合局部远红外线灯照射。

主穴：关元、气海、肾俞、三阴交、太溪。

配穴：头晕耳鸣配百会、然谷；腰膝酸软配腰眼、阴谷。

（2）肝气郁结：月经稀发，量少，则经闭不行或经期先后不定期，崩漏淋漓。舌质正常或暗红，苔薄白，脉弦。

治则：疏肝理气调经。

主穴：肝俞、归来、子宫、太冲、合谷；平补平泻法。

配穴：胸肋胀痛配内关、膻中；经行涩滞配血海。

（3）痰湿内蕴：月经后期、量少，甚则停经。形体丰满肥胖，多毛，头晕胸闷，喉间多痰，四肢倦怠。带下量多，婚后不孕。舌体胖大，色淡，苔厚腻，脉沉滑。

治则：化痰除湿，通络调经。

主穴：脾俞、丰隆、足三里、三阴交；平补平泻法。

配穴：带下量多配次髎、水分；胸闷不畅配合谷、太冲；

2. 治法解析

气海为任脉穴，可固本益气、温养冲任暖下焦；关元为任脉与冲脉、足三阴经交会穴，补肾调冲任；三阴交为足三阴经交会穴，可健脾、益肾，疏肝；太溪为肾经原穴，与肾俞相配，补肾调经；肝俞为肝经的背俞穴，可疏肝解郁；归来、子宫可化瘀而通胞宫；合谷、太冲合称四关，刺之宽胸理气解郁；刺足三里、丰隆，能旺盛阳明气血而化痰湿；刺脾俞，健脾运化痰湿。

3. 其他疗法

（1）穴位注射：选关元、气海、肾俞、肝俞、足三里、大赫，每次2~3穴，用胎盘注射液、5%当归注射液等，每穴注射液1~2mL。治疗从月经周期第12天开始，每天1次，连续5次。

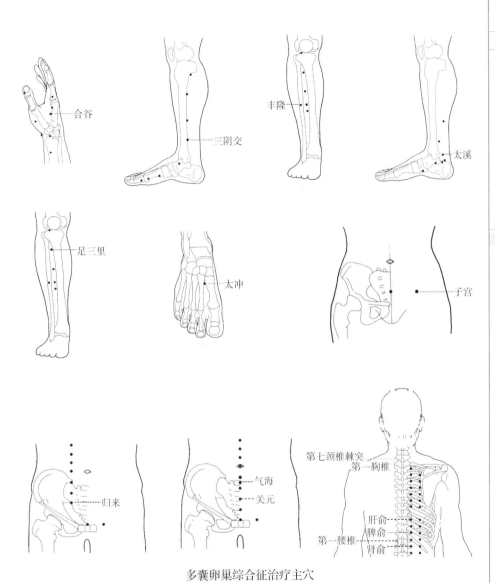

多囊卵巢综合征治疗主穴

（2）耳穴贴压：选内生殖器、皮质下、肾、肝、内分泌，每次选2~3穴用王不留行籽贴压。

4. 医案选辑

邓某，女，25岁，已婚。2015年2月5日初诊。

主诉：停经3月余。

病史：患者自幼月经周期不规律，时常出现月经后期。8年前始逐渐不能自主行经，需依赖间隔进行雌、孕激素序贯法（即人工周期）来维持行经，服药期间可有正常月经，药停经停，近4年逐渐出现形体的发胖。现有乏力，手足不温，多寐，纳可，大便溏，小便清长。望之，毛发浓密，面色不华；按之，尺肤粗糙、干涩。

查体：形体丰满肥胖；舌体胖大，苔白腻，脉沉迟。

证脉合参：本病以持续性无排卵为特征，是生育期妇女月经紊乱最常见的原因，故属"闭经""月经后期"范畴。患者肾阳不足，气化不利，且不能鼓动肾阴的生化及滋长，从而出现月经后期甚至闭经、不孕；脾失健运，痰湿内生，表现为形体的肥胖；肾阳虚，血失温运而迟滞成瘀，且痰湿凝聚也可致血瘀，出现舌色的紫黯；同时还会伴有脾肾阳虚及精血不足的一系列表现，如乏力，手足不温，面色不华，多寐，大便溏，小便清长。肾阳不足不能温煦脾阳，脾阳不足，气化不利，痰湿内生，治宜温补脾肾，化痰燥湿。

中医诊断：月经后期（脾肾阳虚，痰湿内蕴）。

西医诊断：多囊卵巢综合征。

治则：温补脾肾，化痰燥湿。用补法，久留针，配合局部神灯照射。

主穴：中脘、气海、关元、子宫、足三里、丰隆、三阴交、太溪、太冲。

操作：患者平卧，除中脘、气海、关元、子宫外，其他穴位均取双侧。毫针行捻转补法。关元、足三里、三阴交、太溪配合艾灸，行温针灸。术后留针20分钟后出针，并予局部照远红外线灯。予王不留行籽于神门、内生殖器、内分泌、脾、肾、三焦处耳穴贴压。

经治疗，患者分别于2015年3月13日、2015年4月30日、2015年5月15日、2015年6月1日行经4次。第4次行经经期5天，经量适中，色暗红，质不稀不稠，无血块，行经期间无小腹冷痛。

2015年6月5日诊见：患者精神佳，手足渐温，寐可，纳可，二便正常。望之，面色红黄隐隐，明润含蓄；按之，尺肤滑润有弹性。舌质淡红、苔薄白，两脉不浮不沉、和缓有力。

停治疗，观察3个月，患者分别于2015年9月21日、2015年10月6日、2015年11月19日行经3次，月经经期、量、色、质均正常。

随访3个月经周期，患者分别于2015年12月4日、2016年1月18日、2016年2月2日行经3次，月经的期、量、色、质均正常。

【按语】根据患者月经情况及脉证可知，此病患可诊为月经后期，属脾肾阳虚，痰湿瘀阻证。任脉要穴关元、气海，关元为元气之海，气海为全身生气之海，又可行气，两穴合用可调一身元气，以气为血帅，气充则能生血、行血。中脘为胃之募穴，腑之所会，可以健运中州；足三里为胃经合穴、下合穴，有健脾和胃，运化水湿之功。丰隆为足阳明胃经之络穴，络于足太阴脾经，功擅化痰降浊，为治痰之要穴；三阴交为肝脾肾三阴经之交会穴，既可疏导诸阴经经气而调理气血，又可补益三阴经之虚损。太溪为肾之原穴，功能补益肾气，滋阴填精，与肾俞相配，共奏补肾滋阴之功。经外奇穴子宫穴可调补胞宫，温补下元。诸穴相配，诸法并用，具有温补脾肾、化痰燥湿、祛瘀通经之功效，则月经及排卵恢复正常，女性激素六项水平恢复正常，多囊卵巢综合征愈。

第十九节　胃炎

胃炎是多种不同病因引起的胃黏膜急性和慢性炎症，常伴有上皮损伤、黏膜炎症反应和上皮再生。胃炎是最常见的消化系统疾病之一。在饮食不规律，作息不规律的人群尤为高发。临床上，患者常表现为上腹痛、腹胀、嗳气、反复出血、食欲下降、反酸、恶心、呕吐、大便欠规律等消化道症状，常伴有上腹部压痛感。

按临床发病的缓急和病程长短、内镜与组织学标准，胃炎分为急性胃炎和慢性胃炎。急性胃炎（急性单纯胃炎、急性糜烂出血性胃炎、急性化脓性胃炎、急性腐蚀性胃炎）、慢性胃炎［慢性浅表性胃炎、慢性萎缩性胃炎（多灶萎缩性胃炎、自身免疫性胃炎）、慢性特殊类型胃炎］，其中慢性胃炎最为常见。急性胃炎是指多种病因引起的胃黏膜的急性炎症，内镜检查以一过性胃黏膜充血、水肿、出血、糜烂或浅表溃疡为特点。慢性胃炎是指由不同原因引起的胃黏膜的慢性炎症或萎缩性病变。慢性胃炎较急性胃炎有所不同，慢性胃炎可无任何临床症状或有较多并发症且症状较重，可出现贫血、出血、休克等。针灸主要适用于非出血穿孔等紧急重症的胃炎。

本病属中医学"胃脘痛""痞满""嘈杂""腹胀""纳呆"等范畴，中医认为胃炎多与外邪内侵、饮食不节、情志不遂、脾胃虚弱、劳逸失常等多个方面，导致脾失健运，胃失和降，久病致虚而出现多种症状。

急性胃炎与慢性胃炎随着病情的发展及患病时间延长皆可出现糜烂甚至溃疡的表现，根据不同病因临床上可分为两型。

1. 分型治疗

（1）脾胃虚寒：证见胃脘胀满，隐隐作痛或间现阵痛，痛时喜按，遇寒痛甚，得热则缓，喜热饮，食欲减退，多食则胀。常伴有头晕肢怠，神疲少气。舌质淡，苔薄白腻，脉细缓。

治则：补脾胃，温中散寒。用平补平泻法，针灸并施。

主穴：足三里、三阴交、脾俞、胃俞。

配穴：体弱温灸足三里、中脘、神阙，胃隐痛加内关、公孙可调畅三焦气机，和胃止痛。

（2）肝胃气郁：证见胃脘疼痛较剧，痛连胁肋，腹痛拒按，喜凉恶热。常伴有神烦焦躁，头痛，嗳气，反酸，大便结，舌质红，苔薄黄，脉弦。如病甚形成血瘀，可见大便色黑（潜出血）或呕吐瘀血。

治则：疏肝、调胃、和中。发作时用泻法；缓解期用平补平泻。

主穴：太冲、梁丘、内关、肝俞。

配穴：脾虚腹胀加灸中脘、气海，胁痛刺阳陵泉，胃痛甚者加梁丘，气滞血瘀配膈俞、膻中，肝气犯胃配期门。

2. 治法解析

针灸足三里、三阴交，能调和脾胃气机；取太冲、阳陵泉、期门，疏肝胆气郁；梁丘为胃经郄穴，能治胃急痛，配合公孙穴能条畅三焦气机；刺内关、中脘，中脘在特定穴属性中为胃经募穴，是脏腑经气汇聚于胸腹部的腧穴，可提高人体正气，内关穴为心包经络穴，亦是八脉交会穴，联络三焦，通于阴维脉，可调畅三焦气机，和胃止痛，两穴配合有疏气调中之效；温灸气海、足三里、中脘能补益元气；随症配伍有关背俞，有直接调整相应内脏的作用，如溃疡出血严重，有穿孔倾向时，宜采用中西医结合治疗。

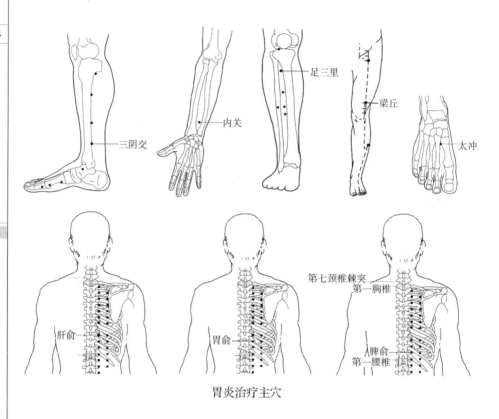

足三里

内关

三阴交

梁丘

太冲

第七颈椎棘突
第一胸椎

肝俞

胃俞

脾俞
第一腰椎

胃炎治疗主穴

3. 其他疗法

（1）穴位注射：选中脘、足三里、肝俞、胃俞、脾俞。可选当归注射液、1%普鲁卡因注射液、维生素B_1注射液、维生素B_{12}注射液、黄芪注射液、丹参注射液、生脉注射液，每次选2穴，诸穴可交替使用，每穴注入0.5~1mL，每日1次。

（2）耳针法：选胃、脾、肝、三焦、神门、交感、十二指肠，每次1~2穴，毫针刺用中等强度，或埋针法、耳穴贴压。

（3）穴位埋线：选胃、脾、中脘、上脘、下脘、足三里、三阴交、上巨虚、梁门等用外科可吸收性缝合线每次埋藏1~3穴，一般可15~20天埋线1次。

4. 医案选辑

刘某，男，45岁，渔民。2003年8月10日初诊。

主诉：反复胃脘部疼痛5年。

病史：患者从1998年起，胃脘部疼痛5年，平常用西药治疗，时好时坏，近6个月来疼痛加剧，多在饥饿、夜间发作，得食则减，呕吐清水多次，喜暖喜按，纳差，大便溏薄。

查体：胃脘部按之则舒，舌淡苔白，脉细弱。

辅助检查：胃镜检查显示十二指肠溃疡。

证脉合参：本病以反复胃脘部疼痛为主症，胃镜提示十二指肠溃疡，故属"胃痛"范畴，查体示胃脘部痛处喜温喜按，多于饥饿、夜间发作、得食则减，证属"脾胃虚寒"，饥饿时脾胃失于濡养，夜间阴寒之气较重，气血虚弱运行不畅，不荣则痛，病位在脾胃，为足阳明经所过之处，其治宜温脾益胃、行气化瘀止痛。

中医诊断：胃痛（脾胃虚寒）。

西医诊断：慢性胃炎。

治则：温脾益胃，行气化瘀止痛。平补平泻，针灸并施。

主穴：足三里、中脘、关元、天枢。

操作：患者平卧，毫针先刺中脘、关元、天枢，予平补平泻法；再刺足三里，予平补平泻法，术后留针20分钟，并加艾炷灸。

处方：党参15g，白术10g，炮姜8g，炒蒲黄15g，田七2g，白及15g，乌药12g，陈皮10g，木香10g，甘草6g，附子6g，水煎，分2次温服。

患者疼痛立即缓解，次日复诊，症状明显好转，继用上述方法，2周后胃痛等症状消失，4周后复查胃镜示溃疡已愈合。近6年来胃脘疼痛未发。

【按语】本例患者以胃脘部疼痛为主症，每于饥饿、夜间发作，脾胃虚寒，气血虚弱，不荣则痛，以"温脾益胃，行气化瘀止痛"为法；病变以胃脘部为主，为胃经所过之处，"经脉所过，主治所及"，故取本经穴位，疼痛缓解后，注意饮食规律，忌食刺激性食物，保持心情舒畅。

第二十节　胃下垂

胃下垂是指由于膈肌悬力不足，腹内脏器支持韧带松弛，或腹内压降低，腹肌松弛，导致站立时胃大弯抵达盆腔，胃小弯弧线最低点降到髂嵴连线以下。临床表现为腹胀痛、嗳气、恶心、呕吐，食后加重，平卧则减，并伴有食欲减退、便秘或腹泻等，但亦有无明显症状者。

本病多发生于形体瘦长、久病体弱、长期卧床少动者，因其膈肌松弛、悬挂胃部的韧带功能减退而导致胃下垂；另外幽门梗阻、十二指肠球部梗阻等，因会使食物和胃液不能及时下排肠道，蓄积在胃里，使胃的重量加重，加之胃酸长期刺激胃壁、损伤胃壁肌肉，久之也可能会导致胃下垂。

祖国医学并无胃下垂之名，但据其临床表现，可归于"腹痛""腹中寒"等范畴，病因有饮食不节、情志不遂、体弱虚劳等，病机多属脾胃阳虚、中气下陷，或兼有肝胃不和、胃肠积滞等。

1. 分型治疗

主证：脘腹胀痛、下坠，嗳气、恶心、呕吐，食后加重，平卧则减。

兼脾胃阳虚：畏寒喜暖，食欲不振，肢倦神疲，大便溏薄，舌淡胖，苔白，脉弱等。

兼肝胃不和：情绪不畅或生气时出现以上脘腹胀痛等症状，舌淡或红，苔薄白，脉弦。

兼胃肠积滞：多有饮食不节、恣食生冷史，便秘或腹泻，大便酸臭，舌淡红，苔腻，脉弦滑。

治法治则：温补脾胃为主；用补法，宜针灸并施。或兼疏肝和胃、化痰消滞。

主穴：腹哀、中脘、足三里、百会（灸）。

配穴：脾俞、胃俞、章门、下脘、三阴交、内关；兼气滞或肝胃不和取太冲；兼胃肠积滞者取合谷、天枢。

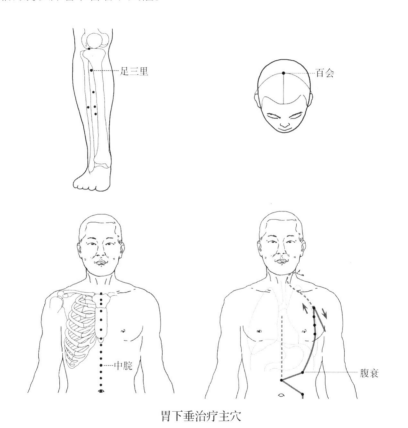

胃下垂治疗主穴

2. 治法解析

腹哀为足太阴脾经与阴维脉交会穴，"阴维为病主心痛"，"心痛"还泛指阴证、里证，针刺可直接调和脾胃气机（用1.5寸毫针向胃部平刺，得气后捻转运针，若患者觉气至胃脘部并有收缩感效佳）；脾俞、章门、胃俞、中脘为脾胃经的俞募穴，俞、募穴是脏腑之气输注、结聚之处，配伍足三里、三阴交可调和脏腑气机，温灸百会可升提阳气；内关可宣通三焦气机而治腹胀呕吐。太冲为肝经原穴，肝与人体情志的舒畅与否关系密切，针之可调畅气机。合谷为手阳明大肠经原穴，天枢为大肠经募穴，针之可调理胃肠。

3. 其他疗法

（1）穴位注射：可选当归注射液，交替取脾俞、胃俞、中脘，每次1穴，每穴注入0.5~1mL，每日1次。

（2）梅花针叩刺：取任脉上腹段（鸠尾至神阙）轻叩刺，以皮肤轻度潮红为度，隔1~2日1次。

（3）耳穴埋针：交替选胃、脾、三焦、肝穴，每次2穴；或采用耳穴贴压法，以上穴位全选，左右耳交替贴压。

（4）保健按摩：早晚自行揉捏腹部（从脐下两旁向上揉捏，配合深呼吸20~30次）；坚持适当运动，强度以自觉身心舒畅而不疲劳为度，合理作息，饮食有节制，戒食辛辣刺激、生冷、肥腻之品，平日可温灸足三里、中脘。

4. 医案选辑

患者，女，25岁。

主诉：上腹部饱胀感伴小腹坠胀7年余。

病史：患者7年前出现上腹部饱胀感，偶见隐痛，伴有小腹下坠感，食后加重，以双手往上托扶下腹部，则坠胀感减轻，食欲减退，大便时干时稀。曾行胃肠钡餐造影示胃小弯在髂嵴连线下5cm，服用药物（具体药物不详），未见好转。来诊时症见：上腹部饱胀感伴小腹坠胀，餐后站立过久加重，偶见隐痛，喜温喜按，纳呆，大便稀软。

查体：体型瘦长，腹部平软，舌淡，苔白，脉沉无力。四诊合参，其证当属气虚下陷。

治法：补中益气，升阳举陷。

主穴：百会、梁门（左侧）、中脘、天枢（双侧）、水道（左侧）、气海、足三里（双侧）。

操作：患者取仰卧位，对穴位常规消毒，先针百会，沿皮向后平刺0.5~0.8寸；再针足三里，直刺1.0~1.5寸，得气后行捻转补法至患者感觉酸胀感上传至腹部；然后再刺梁门、中脘、天枢、水道、气海，直刺1.0~1.5寸，得气后均施捻转补法，留针30分钟，每天1次。

次日复诊，诉当日进食后上腹部饱胀感减轻，小腹下坠感亦减轻。

4周后，症状明显减轻，无胀闷下坠感，食欲亦见好，疗效满意。

之后半年内患者坚持每周针刺治疗1次，症状基本消失。3个月后随访，未再复发。

第二十一节　呃逆

呃逆是膈肌反射性、阵发性痉挛所引起的呼吸肌收缩，同时伴有声门突然关闭而发出的一种短促而特殊声音的症状或疾病。

呃逆多见于单纯性的膈肌痉挛、胃肠神经官能症、胃炎、胃癌、肝硬化晚期、脑血管病、尿毒症及胃、食道手术后等疾病中。临床上主要表现为喉间呃呃连声，不能自止；偶然发作者多短时间内可自愈；亦有持续数日乃至数月、数年不停者。

呃逆俗称"打嗝"，古称"哕"或"哕逆"。祖国医学认为本病主要病机为胃气上逆、膈气不利；病因主要有感受寒邪、饮食不当、情志不调及素体或病后虚弱等，临床上可分虚实论治。

1. 分型治疗

（1）虚证：呃逆间歇，声低无力；偏阳虚者可见胸脘胀闷，喜温喜按，面白神疲，食少乏力，手足不温，舌淡红，苔薄白，脉细弱；偏阴虚者可见口干咽燥、饥不欲食、舌红少苔、脉细数等。

治则：调胃和中，平衡阴阳。用平补法，针灸并用。

主穴：内关、足三里、中脘、膻中。

配穴：脾俞（灸）、气海（灸）、胃俞。

（2）实证：呃逆频作，声高气粗；寒实者得热则减、遇寒加重，舌淡苔白滑，脉沉缓；火逆者多见口臭烦渴、喜冷饮、便秘赤溲，舌红，苔黄燥，脉滑数等；气郁者呃逆常因情志不畅而发作或加重，可见胸胁满闷、脉弦等。

治则：理气和胃，降逆止呃，兼散寒或泻火或疏肝。

主穴：内关、膈俞、太冲。

配穴：寒积配中脘、建里（可灸）；火逆配内庭、天枢；气郁配期门、阳陵泉（泻法）。

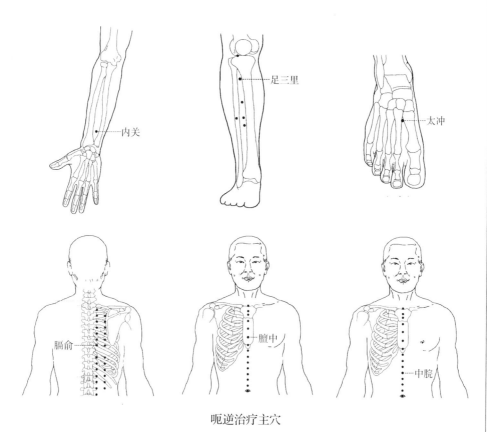

呃逆治疗主穴

2. 治法解析

刺内关可温中调气；足三里为胃之下合穴、胃经合穴，取之可疏通阳明气机；中脘为胃募穴、腑会，可和胃清降；膻中为气会，乃调气要穴；膈俞能利膈止呃逆；温灸脾俞、气海，能补脾阳而和中气；刺胃俞可平胃之阴阳；泻期门、太冲、阳陵泉，能疏泄木气，使郁解气调而逆止。

3. 其他疗法

（1）穴位按压：取攒竹、翳风穴，用拇指按揉1~3分钟。

（2）耳穴埋针：取膈、胃、神门、肝穴，每次1~2穴；或取以上诸穴，以耳穴贴压法，左右耳交替选用。

（3）穴位贴敷：吴茱萸10g研粉，醋调成膏状，敷于双侧涌泉穴，适用于各种呃逆；麝香粉0.5g，放入神阙穴内，适用于实证呃逆，尤以气机郁滞者效佳。

4. 医案选辑

患者，女，50岁。2009年4月10日就诊。

主诉：呃逆时作伴烦躁3年，加重2个月。

病史：患者3年前因口角出现呃逆，情绪不稳，经检查确诊为更年期综合征，多方求治，症状无明显改善，曾在脑科医院住院治疗，时轻时重，无明显好转，转至针灸治疗。症见脘胁胀闷，肠鸣矢气，纳食减少，每因情志不舒而作，舌苔白厚腻，脉弦滑。

本证以情志抑郁、气滞痰阻为病机。治以理气化痰，镇逆平呃。

取穴攒竹透鱼腰、内关、中脘、足三里、丰隆、期门、太冲，用平补平泻法，留针50分钟，隔日1次。治疗5次后，患者呃逆消失，但其余症状如是，原方去攒竹透鱼腰。继针10次，患者痊愈。

第四章 针灸临证歌诀参悟

第一节 玉龙歌

扁鹊授我玉龙歌，玉龙一试绝沉疴，

玉龙之歌真罕得，流传千载无差讹。

我今歌此玉龙诀，玉龙一百二十穴，

医者行针殊妙绝，但恐时人自差别。

补泻分明指下施，金针一刺显明医，

伛者立伸偻者起，从此名扬天下知。

中风不语最难医，发际顶门穴要知，

更向百会明补泻，即时苏醒免灾危。

顶门穴即囟会穴，与百会皆为督脉穴，百会又为督脉与足太阳经交会穴。督脉"总督诸阳"，为"阳脉之海""阳脉之都纲"，督脉上有各阳经所交会之穴；此外，督脉"行于后背正中，上至风府，入属于脑"，而"脑为元神之府""脑为髓海""头为诸阳之会"，故百会与囟会可治中风昏迷不语，使之苏醒免灾。

鼻流清涕名鼻渊，先泻后补疾可痊，

若是头风并眼痛，上星穴内刺无偏。

上星乃督脉穴，督脉"总督诸阳"而"头为诸阳之会"，故上星可治鼻渊头风。

头风呕吐眼昏花，穴取神庭始不差，

孩子慢惊何可治，印堂刺入艾还加。

神庭乃督脉穴，督脉入于脑，而脑为髓海，故神庭可治髓海不足之头风呕吐眼昏花。印堂，为经外奇穴，处两眉之间，有安神定志之效，故可治小儿慢惊风。

头项强痛难回顾，牙疼并作一般看，

先向承浆明补泻，后针风府即时安。

承浆，任脉穴，乃任脉与足阳明经交会穴；风府，督脉穴，乃督脉与阳维脉交会穴；督脉"行于后背正中，上至风府"，足阳明经"入上齿中"，故承浆风府合用可治疗头项强痛牙痛。

偏正头风痛难医，丝竹金针亦可施，

沿皮向后透率谷，一针两穴世间稀。

丝竹空属手少阳三焦经，为三焦经终点之穴，于眉后陷中；率谷属足少阳胆经，乃足少阳足太阳之交会穴，于耳上入发际寸半。此二穴均位于侧头部，属少阳脉，少阳脉行于头身外侧部，故此二穴可治偏头痛，丝竹空透率谷尤效。

偏正头风有两般，有无痰饮细推观，

若然痰饮风池刺，倘无痰饮合谷安。

风池，属足少阳胆经，为足少阳阳维脉之交会穴，于耳后脑空下，风池名意指有经气血在此化为阳热风气，故此穴可祛风除湿散寒；合谷，手阳明大肠经之原穴，脏腑经气留止的部位，而手阳明经筋上额角络头。故风池治有痰饮之偏正头风，合谷治无痰饮之偏正头风。

口眼㖞斜最可嗟，地仓妙穴连颊车，

㖞左泻右依师正，㖞右泻左莫令斜。

地仓、颊车，均属足阳明胃经，均位于面颊部，地仓透颊车可治口眼㖞斜。

不闻香臭从何治？迎香两穴可堪攻，

先补后泻分明效，一针未出气先通。

迎香，手足阳明交会穴，位于鼻翼外缘，手阳明经上夹鼻孔，故可通鼻窍。

耳聋气闭痛难言，须刺翳风穴始痊，

亦治项上生瘰疬，下针泻动即安然。

耳聋之症不闻声，痛痒蝉鸣不快情，

红肿生疮须用泻，宜从听会用针行。

如今瘾疹疾多般，好手医人治亦难，

天井二穴多着艾，纵生瘰疬灸皆安。

翳风穴，属手少阳三焦经，位于耳垂后方凹陷，而三焦经"系耳后，直上出耳上角、从耳后入耳中，出走耳前"，故此穴可治耳聋气闭耳鸣瘰疹诸证；听会，足少阳胆经之穴，位于耳屏切迹前；天井，乃手少阳三焦经之合穴，而"所如为合、合主逆气而泄"，又三焦经"从膻中，上出缺盆，上项"，故天井亦可治瘰疬瘾疹。

寒痰咳嗽更兼风，列缺二穴最可攻，

先把太渊一穴泻，多加艾火即收功。

列缺，手太阴肺经之络穴，八脉交会穴，通任脉；太渊，手太阴肺经之输穴、原穴，八会穴之脉会。

痴呆之症不堪亲，不识尊卑枉骂人，

神门独治痴呆病，转手骨开得穴真。

神门，手少阴心经之输穴、原穴。

连日虚烦面赤妆，心中惊悸亦难当，

若须通里穴寻得，一用金针体自康。

通里，手少阴心经之络穴，通手太阳小肠经。

风眩目烂最堪怜，泪出汪汪不可言，

大小骨空皆妙穴，多加艾火疾应瘥。

大、小骨空均为经外奇穴，位于大拇指、小指背侧指间关节。

妇人吹乳痛难消，吐血风痰稠似胶，

少泽穴内明补泻，应时神效气能调。

少泽，手太阳小肠经之井穴，"绕肩胛，交肩上，入缺盆"又"井主心下
满，阳井金"。

满身发热痛为虚，盗汗淋淋渐损躯，

须得百劳椎骨穴，金针一刺疾俱除。

百劳椎骨，即颈百劳，为经外奇穴。百，意为多；劳，虚劳。该穴可主治多
种虚劳之症。

忽然咳嗽腰背疼，身柱由来灸便轻，

至阳亦治黄疸病，先补后泻效分明。

身柱，为督脉穴，位于第三胸椎棘突下，督脉总督一身之阳气；至阳，督脉

穴，位于第七胸椎棘突下，而督脉与足厥阴肝经相接。

肾败腰虚小便频，夜间起止苦劳神，

命门若得金针助，肾俞艾灸起遭迤。

命门，督脉穴，位于第二腰椎棘突下；肾俞，足太阳膀胱经穴，肾之背俞穴。

九般痔瘘最伤人，必刺承山效若神，

更有长强一穴是，呻吟大痛穴为真。

承山，足太阳膀胱经穴，膀胱经"从腰中，下挟脊，贯臀，入腘中"；长强，尾骨端下，督脉之络穴，亦为督脉、足少阳、足少阴经交会穴。

伤风不解嗽频频，久不医时劳便成，

咳嗽须针肺俞穴，痰多宜向丰隆寻。

肺俞，足太阳膀胱经穴，肺之背俞穴；丰隆，足阳明胃经之络穴，通脾经，善化脾失健运之痰饮。

膏肓二穴治病强，此穴原来难度量，

斯穴禁针多着艾，二十一壮亦无妨。

膏肓，足太阳膀胱经穴，当第四胸椎棘突下旁开3寸。

腠理不密咳嗽频，鼻流清涕气昏沉，

须知喷嚏风门穴，咳嗽宜加艾火深。

风门，足太阳膀胱经穴，乃足太阳、督脉交会穴，善祛风疏风。

胆寒由是怕惊心，遗精白浊实难禁，

夜梦鬼交心俞治，白环俞治一般针。

心俞，足太阳膀胱经穴，心之背俞穴；白环俞，足太阳膀胱经穴，位于第四骶后孔旁。

肝家血少目昏花，宜补肝俞力便加，

更把三里频泻动，还光益血自无差。

肝俞，足太阳膀胱经穴，肝之背俞穴，肝藏血；足三里，足阳明胃经之合穴，胃腑之下合穴，脾胃为气血化生之源。

脾家之症有多般，致成翻胃吐食难，

黄疸亦须寻腕骨，金针必定夺中脘。

腕骨，手太阳小肠经之原穴；中脘，属任脉，胃之募穴，八会穴之腑会。

无汗伤寒泻复溜，汗多宜将合谷收，

若然六脉皆微细，金针一补脉还浮。

复溜，足少阴肾经之经穴；合谷，手阳明大肠经之原穴。

偶尔失音言语难，哑门一穴两筋间，

若知浅针莫深刺，言语音和照旧安。

哑门，督脉穴，为督脉与阳维脉之交会穴。

眉间疼痛苦难当，攒竹沿皮刺不妨，

若是眼昏皆可治，更针头维即安康。

攒竹，足太阳膀胱经，于眉头陷中；头维，足阳明胃经，于额角发际处。

两眼红肿痛难熬，怕日羞明心自焦，

只刺睛明鱼尾穴，太阳出血自然消。

睛明，足太阳膀胱经穴，于目内角；太阳穴，经外奇穴，于眉后陷中。

眼痛忽然血贯睛，羞明更涩目难睁，

须得太阳针出血，不用金刀疾自平。

心火炎上两眼红，迎香穴内刺为通，

若将毒血搐出后，目内清凉始见功。

强痛脊背泻人中，挫闪腰酸亦可攻，

更有委中之一穴，腰间诸疾任君攻。

人中，又名水沟，督脉穴，督脉"行于后背正中，上至风府"；委中，足太阳膀胱经之合穴，膀胱腑之下合穴，足太阳脉"夹脊抵腰中，入循膂""其支者，从腰中，下夹脊，贯臀，入腘中"。

肾弱腰疼不可当，施为行止甚非常，

若知肾俞二穴处，艾火频加体自康。

肾俞，足太阳膀胱经穴，肾之背俞穴。

环跳能治腿股风，居髎二穴认真攻，

委中毒血更出尽，愈见医科神圣功。

环跳，足少阳胆经穴，为足少阳、太阳交会穴，于髀枢中；居髎，足少阳胆经穴，为足少阳、阳跷脉交会穴，于髂前上棘下；委中，足太阳膀胱经之合穴，膀胱腑之下合穴。

膝腿无力身立难，原因风湿致伤残，

倘知二市穴能灸，步履悠然渐自安。

风市，足少阳胆经穴，于大腿外侧中部。

髋骨能医两腿疼，膝头红肿不能行，

必针膝眼膝关穴，功效须臾病不生。

髋骨，经外奇穴，于梁丘左右旁开1.5寸；膝眼，经外奇穴，于膝关节伸侧面，髌韧带两侧之凹陷中；膝关，属足厥阴肝经。当胫骨内上髁的后下方，阴陵泉后1寸，腓肠肌内侧头的上部。

寒湿脚气不可熬，先针三里及阴交，

再将绝骨穴兼刺，肿痛登时立见消。

足三里，足阳明胃经之合穴，胃腑之下合穴；三阴交，足太阴脾经穴，为足三阴经（肝、脾、肾）的交会穴；绝骨，又名悬钟，足少阳胆经穴，八会穴之髓会。

肿红腿足草鞋风，须把昆仑二穴攻，

申脉太溪如再刺，神医妙绝起疲癃。

脚背肿起丘墟穴，斜针出血即时轻，

解溪再与商丘识，补泻行针要辨明。

行步艰难疾转加，太冲二穴效堪夸，

更针三里中封穴，去病如同用手抓。

昆仑，足太阳膀胱经经穴，于足部外踝后方，当外踝尖与跟腱之间的凹陷处；申脉，足太阳膀胱经穴，八脉交会穴，通阳跷脉，位于外踝直下方凹陷中；太溪，足少阴肾经之原穴、输穴，于内踝尖与跟腱之间的凹陷处；丘墟，足少阳胆经原穴，于足外踝的前下方，当趾长伸肌腱的外侧凹陷处；解溪，别名草鞋带，属足阳明胃经经穴，于足背横纹中央凹陷中，当拇长伸肌腱与趾长伸肌腱之间；商丘，足太阴脾经经穴，于内踝前下方凹陷中，当舟骨结节与内踝尖连线的中点处；太冲，足厥阴肝经之输穴、原穴，于足背侧，第一、二跖骨结合部之前凹陷处；足三里，足阳明胃经之合穴，胃腑之下合穴；中封，足厥阴肝经穴，当足内踝前，商丘与解溪连线之间，胫骨前肌腱的内侧凹陷处。

膝盖红肿鹤膝风，阳陵二穴亦堪攻，

阴陵针透尤收效，红肿全消见异功。

阳陵泉，足少阳胆经之合穴，八会穴之筋会，胆腑之下合穴，于腓骨小头前下方凹陷处；阴陵泉，足太阴脾经之合穴，于胫骨内侧髁后下方凹陷中。

腕中无力痛艰难，握物难移体不安，

腕骨一针虽见效，莫将补泻等闲看。

腕骨，手太阳小肠经之原穴，于手掌尺侧，当第5掌骨基底与钩骨之间，赤白肉际凹陷处。

急疼两臂气攻胸，肩井分明穴可攻，

此穴元来真气聚，补多泻少应其中。

肩井，手少阳三焦经穴，乃手少阳、阳维之交会穴，于肩上，当大椎穴（督脉）与肩峰连线的中点。

肩背风气连臂疼，背缝二穴用针明，

五枢亦治腰间痛，得穴方知疾顿轻。

五枢，足少阳胆经穴，于下腹部，当髂前上棘的前方，横平脐下3寸处。

两肘拘挛筋骨连，艰难动作欠安然，

只将曲池针泻动，尺泽兼行见圣传。

曲池，手阳明大肠经之合穴，于肘横纹外侧端，屈肘，当尺泽与肱骨外上髁连线中点；尺泽，手太阴肺经之合穴，于肘横纹中，肱二头肌腱桡侧凹陷处。

肩端红肿痛难当，寒湿相争气血狂，

若向肩髃明补泻，管君多灸自安康。

肩髃，手阳明大肠经，位肩部，上臂向前平伸时，当肩峰前下方凹陷处；

筋急不开手难伸，尺泽从来要认真，

头面纵有诸样症，一针合谷效通神。

腹中气块痛难当，穴法宜向内关防，

八法有名阴维穴，腹中之疾永安康。

内关，手厥阴心包经之络穴，八脉交会穴，通阴维脉，于前臂掌侧，腕横纹上2寸，掌长肌腱与桡侧腕屈肌腱之间。

腹中疼痛亦难当，大陵外关可消详，

若是胁疼并闭结，支沟奇妙效非常。

大陵，手厥阴心包经之输穴、原穴，于腕掌横纹的中点处；外关，手少阳三焦经之络穴、八脉交会穴，通阳维脉；支沟，手少阳三焦经之经穴。

脾家之症最可怜，有寒有热两相煎，

间使二穴针泻动，热泻寒补病俱痊。

九种心痛及脾疼，上脘穴内用神针，

若还脾败中脘补，两针神效免灾侵。

上脘，属任脉，于前正中线上脐上5寸处；中脘，任脉穴，胃之募穴、八会穴之腑会。

痔瘘之疾亦可憎，表里急重最难禁，

或痛或痒或下血，二白穴在掌后寻。

二白，经外奇穴，于腕掌侧远端横纹上4寸，桡侧腕屈肌腱的两侧，一肢
2穴。

三焦热气壅上焦，口苦舌干岂易调，

针刺关冲出毒血，口生津液病俱消。

关冲，手少阳三焦经的井穴。

手臂红肿连腕疼，液门穴内用针明，

更将一穴名中渚，多泻中间疾自轻。

液门，手少阳三焦经之荥穴，属水；中渚，手少阳三焦经之输穴，属木。

中风之症症非轻，中冲二穴可安宁，

先补后泻如无应，再刺人中立便轻。

中冲，手厥阴心包经之井穴；人中，属督脉，为督脉、手足阳明之交会穴。

胆寒心虚病如何？少冲二穴最功多，

刺入三分不着艾，金针用后自平和。

少冲，手少阴经之井穴，属木。

时行疟疾最难禁，穴法由来未审明，

若把后溪穴寻得，多加艾火即时轻。

后溪，手太阳小肠经之输穴，属木，八脉交会穴之一，通督脉。

牙疼阵阵苦相煎，穴在二间要得传，

若患翻胃并吐食，中魁奇穴莫教偏。

二间，手阳明大肠经之荥穴，五行属水；中魁，经外奇穴，于手中指背侧近侧指关节的中点处。

乳蛾之症少人医，必用金针疾始除，

如若少商出血后，即时安稳免灾危。

少商，手太阴肺经之井穴，属木。

大便闭结不能通，照海分明在足中，

更把支沟来泻动，方知妙穴有神功。

照海，足少阴肾经穴，八脉交会穴，通阴跷脉；支沟，手少阳三焦经之经穴，属火。

小腹胀满气攻心，内庭二穴要先针，

两足有水临泣泻，无水方能病不侵。

内庭，足阳明胃经之荥穴，属水；足临泣，足少阳胆经之俞穴，属木，八脉交会穴，通带脉。

七般疝气取大敦，穴法由来指侧间，

诸经俱载三毛处，不遇师传隔万山。

大敦，足厥阴肝经之井穴，属木。

传尸劳病最难医，涌泉出血免灾危，

痰多须向丰隆泻，气喘丹田亦可施。

涌泉，足少阴肾经之井穴，属木；丰隆，足阳明胃经之络穴。

浑身疼痛疾非常，不定穴中细审详，

有筋有骨须浅刺，着艾临时要度量。

劳宫穴在掌中寻，满手生疮痛不禁，

心胸之病大陵泻，气攻胸腹一般针。

劳宫，手厥阴心包经之荥穴，五行属火；大陵，别名鬼心，乃手厥阴心包经之输、原穴，五行属土。

哮喘之症最难当，夜间不睡气遑遑，

天突妙穴宜寻得，膻中着艾便安康。

天突，别名玉户、天瞿，属任脉，位于颈部，当胸骨上窝中央；膻中，属任脉，心包募穴、八会穴之气会，可宽胸理气、通利气道、降痰宣肺。

鸠尾独治五般痫，此穴须当仔细观，

若然着艾宜七壮，多则伤人针亦难。

鸠尾，别名神府，乃任脉之络穴，通督脉。

气喘急急不可眠，何当日夜苦忧煎，

若得璇玑针泻动，更取气海自安然。

璇玑，任脉穴，位于胸骨上窝中央下1寸，可宽胸利肺、止咳平喘。气海，属任脉，调畅气机。

肾强疝气发甚频，气上攻心似死人，

关元兼刺大敦穴，此法亲传始得真。

关元，属任脉，乃足三阴与任脉之会、小肠募穴；大敦，足厥阴肝经之井穴，五行属木，应于肝，专主厥阴风木之病以及经脉所过阴器小腹之疾。

水病之病最难熬，腹满虚胀不肯消，

先灸水分并水道，后针三里及阴交。

水分，任脉穴，可通调水道、理气止痛，主治腹泻等疾病；水道，足阳明胃经穴，脐中下2寸，前正中线旁开2寸，可清湿热、利膀胱、通水道。

肾气冲心得几时，须用金针疾自除，

若得关元并带脉，四海谁不仰明医。

关元，属任脉，乃足三阴与任脉之会、小肠募穴；带脉，足少阳胆经穴，乃足少阳胆经与带脉交会穴，通调气血，温补肝肾，主治带脉及妇人经带疾患。

赤白妇人带下难，只因虚败不能安，

中极补多宜泻少，灼艾还须着意看。

中极，任脉穴，乃足三阴经、任脉之会、膀胱之募穴，功善补肾气、利膀胱、清湿热。

吼喘之症嗽痰多，若用金针疾自和，

俞府乳根一样刺，气喘风痰渐渐磨。

俞府，足少阴肾经穴，于锁骨下缘旁开2寸，可利气、止咳、平喘；乳根，足阳明胃经，当乳头直下，乳房根部，可燥化脾湿。

伤寒过经犹未解，须向期门穴上针，

忽然气喘攻胸膈，三里泻多须用心。

期门，足厥阴肝经穴，足太阳、厥阴、阴维之会，肝之募穴，功善健脾疏肝，理气活血，主治消化系统疾病；足三里，足阳明胃经之合穴，胃腑之下合穴。

脾泻之症别无他，天枢二穴刺休差，

此是五脏脾虚疾，艾火多添病不加。

天枢，足阳明胃经穴，乃大肠之募穴，主治胃肠病证。

口臭之疾最可憎，劳心只为苦多情，

大陵穴内人中泻，心得清凉气自平。

大陵，别名鬼心，乃手厥阴心包经之输、原穴，五行属土；人中，即水沟，督脉穴。

穴法深浅在指中，治病须臾显妙功，

劝君要治诸般疾，何不当初记玉龙。

第二节　百症赋

百症俞穴，再三用心，囟会连于玉枕，头风疗以金针。

囟会，为督脉穴，督脉"行于后背正中，上至风府，入属于脑"，而"脑为元神之府""脑为髓海""头为诸阳之会"；玉枕，足太阳膀胱经穴，于后头部。

悬颅颔厌之中，偏头痛止，强间丰隆之际，头痛难禁。

悬颅，足少阳胆经穴，可降浊除湿，主治偏头痛，目赤肿痛，齿痛；颔厌，属足少阳胆经，乃手足少阳、足阳明之会。强间，属督脉，可清头散风、镇静安神；丰隆，足阳明胃经之络穴，沉降胃浊。

原夫面肿虚浮，须仗水沟前顶，耳聋气闭，全凭听会翳风。

水沟，属督脉，乃督脉、手足阳明之会，可醒神开窍，清热息风；前顶，属督脉，在头部，可清头散风。听会，属足少阳胆经，清降寒浊；翳风，属手少阳三焦经，乃手足少阳之会，可益气补阳，主治头面五官疾患，瘰疬。

面上虫行有验，迎香可取，耳中蝉鸣有声，听会堪攻。

迎香，属手阳明大肠经，乃手、足阳明经的交会穴，可疏散风热、通利鼻窍，主治各种颜面疾患；听会，属足少阳胆经，清降寒浊。

目眩兮支正飞扬，目黄兮阳纲胆俞。

支正，手太阳小肠经之络穴，络心，沟通心经与小肠经气血；飞扬，足太阳膀胱经之络穴，络肾。胆俞，属足太阳膀胱经，胆之背俞穴；阳纲，属足太阳膀胱经，胆俞外1.5寸，二穴合用可疏肝利胆，清热化湿。

攀睛攻少泽肝俞之所，泪出刺临泣头维之处。

少泽，手太阳小肠经之井穴，五行属金；小肠经"其支者，从缺盆循颈，上颊，至目锐眦""其支者，别颊上（出頁），抵鼻，至目内眦"。肝俞，属足太阳膀胱经，为肝之背俞穴。头临泣，足少阳胆经穴，降浊升清，主治头面五官病证；头维，属足阳明胃经，乃足阳明、足少阳之会，当额角发际上0.5寸。

目中漠漠，即寻攒竹三间，目觉恍恍，急取养老天柱。

攒竹，属足太阳膀胱经，当眉头陷中；三间，手阳明大肠经之输穴，五行属木，善疏调手阳明大肠经气血，可泄热止痛，利咽。养老，手太阳小肠经之郄穴，可充养阳气；天柱，足太阳膀胱经，后头骨正下方凹处。

观其雀目肝气，睛明行间而细推，审他项强伤寒，温溜期门而主之。

睛明，属足太阳膀胱经，乃手足太阳、足阳明、阴跷、阳跷五脉交会穴，当目内眦角稍上方凹陷处；行间，足厥阴肝经之荥穴，属火。温溜，手阳明大肠经之郄穴，乃气血深聚之处，可清热理气；期门，足厥阴肝经之募穴，募集天之中部的水湿风气。

廉泉中冲舌下肿痛堪取，天府合谷，鼻中衄血宜进。

廉泉，任脉穴，乃任脉、阴维脉之交会穴，当结喉上方舌骨上缘凹陷处；中冲，手厥阴心包经之井穴，属木。又手厥阴心包经别"手心主之正，别下渊腋三寸，入胸中，别属三焦，出循喉咙，出耳后，合少阳完骨之下"（《灵枢·经别》）。

天府，属手太阴肺经，调肺气、清上焦、疏经络；合谷，手阳明大肠经之原穴，可镇静止痛、通经活经、清热解表。

耳门丝竹空，蛀牙疼于顷刻，颊车地仓穴，正口㖞于片时。

耳门，属手少阳三焦经，当耳屏上切迹的前方下颌骨髁突后缘，可开窍聪耳、泄热活络；丝竹空，属手少阳三焦经，当眉梢凹陷处。手少阳三焦经"其支者，从膻中上出缺盆，上项，系耳后直上，出耳上角，从屈下颊至（出页）；其支者，从耳后入耳中，出走耳前，过客主人前，交颊，至目锐眦。"。

颊车，属足阳明胃经。在面颊部，咀嚼时肌肉隆起时出现的凹陷处，可祛风清热、开关通络，透地仓治疗口眼歪斜。地仓，属足阳明胃经，乃阳跷与手足阳明之会，可舒筋活络、活血化瘀。

喉痛兮液门鱼际去疗，转筋兮金门丘墟来医。

液门，手少阳三焦经穴，于手背部，当第4、5指间指蹼缘后方赤白肉际处，可降浊升清；鱼际，手太阴肺经之荥穴，"荥主身热"，主治肺系热性病证。金门，足太阳膀胱经之郄穴，郄穴乃经气深聚之部位，阴郄多治血证，阳郄多治急性痛症，此穴可补阳益气、疏导水湿。丘墟，足少阳胆经之原穴，生发风气。

阳谷侠溪，颔肿口噤并治，少商曲泽，血虚口渴同施。

阳谷，手太阳小肠经之经穴，属火，手太阳小肠经"其支者，从缺盆循颈上颊，至目锐眦，却入耳中；其支者，别颊，上（出页），抵鼻，至目内眦（斜络于颧）"。侠溪，足少阳胆经之荥穴，属水，足少阳胆经"其支者，别锐眦，下大迎，合于手少阳，抵于䪼，下加颊车，下颈"。少商，手太阴肺经之井穴，宣肺利咽、泄热醒神；曲泽，手厥阴心包经之合穴，属水，清热镇痉、降逆止呕。

通天去鼻内无闻之苦，复溜祛舌干口燥之悲。

通天，乃足太阳膀胱经穴，清热除湿；复溜，足少阴肾经之经穴，属金，可补肾益阴，温阳利水。

哑门关冲，舌缓不语而要紧，天鼎间使，失音嗳嚅而休迟。

哑门，属督脉，乃督脉与阳维脉之会；关冲，手少阳三焦经之井穴，主治咽喉肿痛、头痛、热病。天鼎，属手阳明大肠经，在胸锁乳突肌后缘，当结喉旁，可清咽、散结、理气化痰。间使，手厥阴心包经之经穴，属金。

太冲泻唇喎以速愈，承浆泻牙痛而即移。

太冲，足厥阴肝经之肝经输穴、原穴；承浆，属任脉，乃任脉与足阳明胃经的交会穴，当颏唇沟的正中凹陷处，可生津敛液、舒筋活络。

项强多恶风，束骨相连于天柱，热病汗不出，大都更接以经渠。

束骨，足太阳膀胱经之输穴，疏经活络，散风清热，清利头目；天柱，足太阳膀胱经穴，当后头骨正下方凹处，主治肩膀肌肉僵硬、酸痛。大都，足太阴脾经之荥穴，五行属火；经渠，手太阴肺经之经穴，五行属金，"经主喘咳寒热"。

且如两臂顽麻，少海就傍于三里，半身不遂，阳陵远达于曲池。

少海，手少阴心经之合穴，当肘横纹内侧端与肱骨内上髁连线的中点处；手三里，手阳明大肠经穴，可疏经通络，消肿止痛，清肠利腑。阳陵泉，足少阳胆经之合穴，八会穴之筋会、胆腑之下合穴；曲池，属于手阳明大肠经之合穴，可清热解表、疏经通络。

建里内关，扫尽胸中之苦闷，听宫脾俞，祛残心下之悲凄。

建里，任脉穴，在前正中线上，当脐中上3寸；内关，手厥阴心包经之络穴、八脉交会穴之一，通阴维脉，可宁心安神、理气止痛。听宫，手太阳小肠经穴，乃手、足少阳和手太阳三经之会，小肠经与心经相表里；脾俞，足太阳膀胱经穴、脾之背俞穴，当第11胸椎棘突下，旁开1.5寸。

久知胁肋疼痛，气户华盖有灵。腹内肠鸣，下脘陷谷能平。

气户，足阳明胃经穴，在胸部，当锁骨中点下缘，距前正中线4寸；华盖，在胸部，当前正中线上，平第1肋间，肺居心（君）之上，为五脏之华盖。下脘，任脉穴，乃任脉与足太阴之会。陷谷，属足阳明胃经之输穴，属木，可清热解表，和胃行水，理气止痛。

胸胁支满何疗，章门不用细寻，膈痛饮蓄难禁，膻中巨阙便针。

章门，足厥阴肝经穴，脾之募穴，八会穴之脏会；膻中，属任脉，乃心包之募穴、八会穴之气会；巨阙，属任脉，乃心之募穴，在腹部前正中线上，当脐中上6寸处。

胸满更加噎塞，中府意舍所行，胸膈停留瘀血，背俞巨髎宜征。

中府，属手太阴肺经，乃肺之募穴，位于横平第1肋间隙，锁骨下窝外侧，前正中线旁开6寸，可调理肺气，止咳镇痛；意舍，属足太阳膀胱经，与脾俞相平，当第11胸椎棘突下，旁开3寸，脾舍意。肾俞，属足太阳膀胱经，位于第2腰椎棘突旁开1.5寸处，可外散肾脏之热；巨髎，属足阳明胃经，位于面部，瞳孔直下，平鼻翼下缘处，当鼻唇沟外侧，有祛风、通窍之效。

胸满项强，神藏璇玑宜试，背连腰痛，白环委中曾经。

神藏，足少阴肾经穴，当第2肋间隙，前正中线旁开2寸；璇玑，任脉穴，当前正中线上，胸骨上窝中央下1寸，可宽胸利肺、止咳平喘。白环俞，属足太阳膀胱经，位于第4骶椎棘突下旁开1.5寸，可外散腰臀之热；委中，乃足太阳膀胱经之合穴、膀胱之下合穴，当腘横纹中点处，"腰背委中求"。

脊强兮水道筋缩，目眩兮颧髎大迎。

水道，属足阳明胃经，当脐中下3寸，前正中线旁开2寸处；筋缩，属督脉，当第9胸椎棘突下凹陷处，位于两肝俞穴中间，属木，可平肝熄风、宁神镇痉。颧髎，属手太阳小肠经，乃手少阳、手太阳之交会穴，位于目外眦直下颧骨凹陷处，可祛风消肿；大迎，足阳明胃经穴，位于下颌角前方，咬肌附着部前缘，当面动脉搏动处。

痓病非颅息而不愈，脐风须然谷而易醒。

颅息，手少阳三焦经穴，可通窍熄风、镇惊止痫；然谷，足少阴肾经之荥穴，属火，善升清降浊、平衡水火。

委阳天池，腋肿针而速散，后溪环跳，腿痛刺而即轻。

委阳，属足太阳膀胱经，三焦之下合穴，可益气补阳；天池，属手厥阴心包经，乃手厥阴、足少阳之会穴，当第四肋间隙，前正中线旁开5寸。后溪，手太阳小肠经之输穴，八脉交会穴（通督脉）；环跳，是足少阳胆经的经穴，穴近髋关节。

梦魇不安，厉兑相谐于隐白，发狂奔走，上脘同起于神门，
惊悸怔忡，取阳交解溪易误，反张悲哭，仗天冲大横须精。

厉兑，足阳明胃经之井穴，属金，可清胃安神、苏厥醒神；隐白，足太阴脾经之井穴，属木，调血统血，扶脾温脾，清心宁神，温阳回厥。上脘，属于任脉，位于上腹部，前正中线上，脐上5寸处，和中降逆、利膈化痰；神门，手少阴心经之输、原穴，属土，可补益心气，安定心神。阳交，属足少阳胆经，阳维脉之郄穴，配四神聪、大陵、内关，有宁神定志的作用，主治癫狂。解溪，足阳明胃经之经穴，属火，舒筋活络，清胃化痰，镇惊安神。天冲，足少阳胆经穴，耳根后缘直上入发际2寸，可益气补阳。大横，属足太阴脾经，乃足太阴与阴维脉之交会穴，与脐平，距脐中4寸。

癫疾必身柱本神之命，痰热仗少冲曲池之津。

身柱，督脉穴，补气壮阳；本神，足少阳胆经穴，可吸湿降浊。少冲，手少阴心经之井穴，属木；曲池，手阳明大肠经之合穴，属土，"合治内腑"，可清热解表、散风止痒、消肿止痛、调和气血、疏经通络。

岁热时行，陶道复求肺俞理，风癫常发，神道须还心俞宁。

陶道，督脉穴，督脉足太阳之会，可补益肺气。肺俞，足太阳膀胱经穴，肺之背俞穴。神道，督脉穴，当第5胸椎棘突下凹陷处，可壮阳益气。心俞，属足太阳膀胱经，心之背俞穴，当第5胸椎棘突下旁开1.5寸处，可散发心室之热，主治心与神志之病变。

湿寒湿热下髎定，厥寒厥热涌泉清。

下髎，足太阳膀胱经穴，适对第四骶后孔，可疏导水液，健脾除湿。涌泉，足少阴肾经之井穴，属木，可开窍、泻热、降逆。

寒栗恶寒，二间疏通阴郄谐，烦心呕吐，幽门闭彻玉堂明。

二间，手阳明大肠经之荥穴，五行属水，可解表，清热，利咽，主治头面五官疾患等。阴郄穴，手少阴心经之郄穴，当尺侧腕屈肌腱的桡侧缘腕横纹上

0.5寸，可沟通心肾，主治心痛、惊悸、骨蒸盗汗、吐血、衄血、暴喑等疾病。幽门，足少阴肾经穴，于脐中上6寸前正中线旁开0.5寸处，可升清降浊、降逆和胃。玉堂，属任脉，当前正中线上平第3肋间隙，在胸骨体中点，可宽胸理气、止咳利咽。

行间涌泉去消渴之肾竭，阴陵水分去水肿之脐盈。

行间，足厥阴肝经之荥穴，属火，当第1、2趾间趾蹼缘的后方赤白肉际处。涌泉，足少阴肾经之井穴，属木，可开窍、泻热、降逆。阴陵泉，足太阴脾经之合穴，属水，可健脾利水、通利三焦。水分，任脉穴，当前正中线上脐上1寸，可分流水湿、通调水道、理气止痛。

痨瘵传尸，趋魄户膏肓之路，中邪霍乱，寻阴谷三里之程。

魄户，足太阳膀胱经穴，在背部，当第3胸椎棘突下旁开3寸，可外散肺脏之热。膏肓，属足太阳膀胱经，于第4胸椎棘突下旁开3寸，可散热排脂。阴谷，足少阴肾经之合穴，五行属水，补肾培元、清热利湿。足三里，足阳明胃经之合穴、胃腑之下合穴，五行属土，可生发胃气、燥化脾湿，主治胃肠病证、下肢痿痹、神志病。

治疸消黄，谐后溪劳宫而看，倦言嗜卧，往通里大钟而明。

后溪，手太阳小肠经之输穴，八脉交会穴（通督脉），清心安神，通经活络，强化督脉阳气；劳宫，手厥阴心包经之荥穴，五行属火，可散热燥湿。通里，手少阴心经之络穴，络小肠，可通经活络、养血安神、沟通心肾。大钟，足少阴肾经之络穴，可益肾平喘、调理二便。

咳嗽连声，肺俞须迎天突穴，小便赤涩，兑端独泻太阳经。

肺俞，足太阳膀胱经穴，肺之背俞穴；天突，属任脉，当胸骨上窝中央，可宽胸理气、通利气道、降痰宣肺。兑端，督脉穴，当上唇的尖端。

刺长强于承山，善主肠风新下血，针三阴于气海，专司白浊久遗精。

长强，尾骨端下，督脉之络穴，亦为督脉、足少阳、足少阴经交会穴；承山，足太阳膀胱经穴，运化水湿，固化脾土。三阴交，足太阴脾经穴，乃足三阴经（肝、脾、肾）之交会穴，能调补肝、脾、肾三经气血，可健脾和胃、调补肝肾、行气活血、疏经通络。气海，属任脉，肓之原穴，当脐中下1.5寸，善利下焦、补元气、行气散滞，可益气助阳、调经固经。

且如肓俞横骨，泻五淋之久积，阴郄后溪，治盗汗之多出。

肓俞，属足少阴肾经，乃冲脉、足少阳之会，可理气止痛，润肠通便；横骨，属足少阴肾经，乃冲脉、足少阴之会，当脐中下5寸前正中线旁开0.5寸，可益肾助阳、调理下焦、清热除燥。阴郄穴，手少阴心经之郄穴，可沟通心肾，主治心痛、惊悸、骨蒸盗汗、吐血、衄血、暴喑等疾病。后溪，手太阳小肠经之输穴，八脉交会穴（通督脉），清心安神，通经活络，强化督脉阳气。

脾虚谷以不消，脾俞膀胱俞觅，胃冷食而难化，魂门胃俞堪责。

脾俞，足太阳膀胱经穴、脾之背俞穴，当第11胸椎棘突下，旁开1.5寸；膀胱俞，属足太阳膀胱经，乃膀胱之背俞穴，可利膀胱、强腰脊。魂门，属足太阳膀胱经，在背部，当第9胸椎棘突下旁开3寸，与肝俞相平，可疏肝理气，降逆和胃。胃俞，属足太阳膀胱经，乃胃之背俞穴，可健脾、和胃、降逆。

鼻痔必取龈交，瘿气须求浮白。

龈交，属督脉，在上唇内，唇系带与上齿龈的相接处，可清热、开窍、醒神。浮白，属足少阳胆经，乃足太阳、少阳之会，可散风止痛，理气散结。

大敦照海，患寒症而善蹻；五里臂臑，生疬疮而能治。

大敦，足厥阴肝经之井穴，五行属木，应于肝，专主厥阴风木之病以及经脉所过阴器小腹之疾；照海，足少阴肾经穴，八脉交会穴，通阴跷脉，可吸热生气。手五里，属手阳明大肠经，可通经散瘀止痛，主治咳嗽、肘臂疼痛挛急、瘰疬。臂臑，属手阳明大肠经，可通经活络，理气消痰，清热明目，主治肩臂疼痛、颈项强急、瘿气、瘰疬。

至阴屋翳，疗痒疾之疼多，肩髃阳溪，消隐风之热极。

至阴，足太阳膀胱经之井穴，属金，可上清头目、下调胞产；屋翳，属足阳明胃经，可散化胸部之热，为胸部提供阳热之气。肩髃，属手阳明大肠经，乃手阳明经与阳跷脉之交会穴，可疏经利节、疏经通络、理气化痰，主治肩臂挛痛、上肢不遂、瘾疹等病症。

抑又论妇人经事改常，自有地机血海，女子少气漏血，不无交信合阳。

地机，属足太阴脾经，乃足太阴之郄穴，可健脾渗湿，调经止带；血海，足太阴脾经穴，可化血为气、运化脾血。交信，属足少阴肾经，乃阴跷脉之郄穴，可益肾调经，调理二便。

带下产崩，冲门气冲宜审，月潮违限，天枢水泉细详。

冲门，属足太阴脾经，乃足太阴、足厥阴经之交会穴，可运化脾土，主治腹痛，疝气，崩漏，带下。气冲，乃足阳明胃经穴，主治疝气、月经不调。天枢穴，属足阳明胃经，乃大肠之募穴，主疏调肠腑、理气行滞、消食，主治胃肠病证、妇科疾患。水泉，足少阴肾经之郄穴，善传递水液，主治月经不调、痛经、小便不利。

肩井乳痈而极效，商丘痔瘤而最良。

肩井，属足少阳胆经，乃足少阳、足阳明与阳维脉之交会穴，功善祛风清热，活络消肿。商丘，足太阴脾经之经穴，五行属金，可健脾化湿，通调肠胃。

脱肛趋百会尾翳之所，无子搜阴交石关之乡，中脘主乎积痛，外丘收乎大肠。

百会，为督脉穴，乃督脉与足太阳经之交会穴；尾翳，即鸠尾穴，乃任脉之络穴，可收引水湿。阴交，属任脉，任脉、冲脉、足少阴之会，善调经固带、利水消肿，主治脐周疼痛、泄泻、月经不调。石关，足少阴肾经穴，于脐中上3寸、前正中线旁开0.5寸，可调肠胃、理下焦，升清降浊，主治胃肠病证、不孕。中脘，属任脉，胃之募穴，八会穴之腑会，可和胃健脾、降逆利水。外丘，足少阳之郄穴，传递风气。

寒疟兮商阳太溪验，眩癖兮冲门血海强。

商阳，手阳明大肠经的井穴，五行属金，可清泻阳明、宣肺利咽、开窍醒神；太溪，足少阴肾经之输穴、原穴，属土，可清热生气、滋阴益肾、壮阳强腰。冲门，属足太阴脾经，乃足太阴、足厥阴经之交会穴，可运化脾土；血海，足太阴脾经穴，可化血为气、运化脾血。

夫医乃人之司命，非志立士莫为，针乃理之渊征，须至人之指教。先究其病源，复考其穴道，随手见功，应针取效。方知玄理之玄，始达妙中之妙，此篇不尽，略举其要。

第五章 岭南陈氏针法薪火相传

第一节　代表性传人选介

　　岭南陈氏针法学术流派以陈全新教授为代表性人物，其经历了第一代陈宝珊及第二代陈锦昌的孕育，第三代陈全新教授的临床实践、发展及创新，创立了"岭南陈氏针法"体系。随后在陈全新的引领，第四代亲传弟子陈秀华的大力推动下，以及第四及第五代的传承、甄辨、整理、发展、发扬及传播，使之逐渐形成了别具特色及风格的"岭南陈氏针法"学术流派，是在我国岭南针法学术上，具有代表性的一个重要流派，其传承脉络介绍如下。

一、第一代陈宝珊

　　陈全新祖父陈宝珊，于1895年在广州西关文昌路设立中医馆，为骨伤患者提供诊治。他注重按照传统中医的经络学说，循经选穴按摩，以熟练的骨伤理筋手法，为患者治疗伤痛，辅以外用活血化瘀药物，达到调理筋骨关节、疏通经络、缓急止痛的目的，治愈大量的骨伤科患者。通过长期的临床实践，形成一套以传统中医经络辨证的治疗法则，摸索出陈氏针法的雏形。

二、第二代陈锦昌

　　陈全新父亲陈锦昌，继承父业，博采众长，在广州清平路开设了中医诊所，除了继续以经络学说循经选穴按摩及以骨伤治疗手法为患者治理相关疾病外，诊治的病种也增加到内、外、妇、儿等各科疾病，为更多的病患者提供医疗服务，解除受疾病煎熬的痛苦，其医术精湛，在两广及港澳台等周边地区声名鹊起，求医患者络绎不绝。

三、第三代陈全新

陈全新，继承祖父及父亲医术及医理，创立了"岭南陈氏针法"，人事部、卫生部和国家中医药管理局公布第三批全国名老中医药专家学术经验继承工作指导老师，广东省名中医，曾任中国针灸学会常务理事，广东省针灸学会会长，现任广州中医药大学教授、主任导师、广东省针灸学会终身名誉会长。

陈全新教授从事针灸临床、教学、科研六十余年，独创"岭南陈氏飞针"疗法，多次应邀出国讲学，20世纪50年代出使也门王

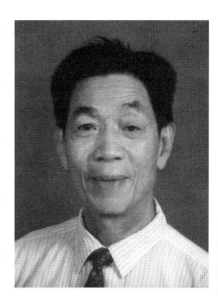

陈全新

国，由于救治不少痼疾，被誉为"东方神针"，并受聘英国、美国、日本、澳大利亚、韩国、南非等多国大学及研究院客座教授和学术顾问，其传略被载入《中国名医列传》《中国当代医药界名人录》及英国剑桥《世界医学名人录》。

1. 中医世家，立志从医

陈全新教授，1933年生，广州人，出生中医世家，祖业以传统中医的循经选穴为患者治理骨伤相关疾病为主。自小在行医的环境长大，耳濡目染，长期受到熏陶，故从小便立下为受病痛煎熬的病患者救伤扶危、舒厄解困的从医远大理

想。少年时便考入了广东省中医药专科学校医学系就读，它是当时全国最高中医学府之一。在校期间，除接受中医学理论及临床等学科的教育外，也接受了从西方传入的现代医学培训。学习期间，认真好学、刻苦勤奋、用心钻研，受到老师的赞许。1955年毕业后，陈全新留母校附属医院从事针灸临床、教学及科研工作至今，历时已有半个多世纪。

2. 因缘际会，结缘针灸

在当时的年代，国内各个方面都受着西方科学思想的冲击，医学教育也不例外。当时卫生部便对中医院校作出"中医科学化"的指示，学习课程除中医各科外，还有西医学院的必修课程，见习及实习都要在西医院进行，因此，很多同学在毕业后便顺理成章成为了西医。陈全新教授当时选择了在儿科实习，他的导师是曾在德国留学的学者麦主任。

20世纪50年代的广东，小儿麻痹症散在流行。患儿往往在发热消退后，肢体出现不同程度的软瘫，而药物或其他治疗手段不多，陈全新教授在儿科病房实习时，看到患儿所受痛苦、疼在心里，日夜都在想着有什么治疗方法才可减少小儿麻痹后遗症对患儿带来的痛苦。他翻阅相关的文献和书籍，努力寻找治疗小儿麻痹后遗症的方法，运用所学到的针灸知识，便静悄悄地替患儿施针进行针刺治疗。逐渐地，成效出来了，患儿肢体的后遗症状改善，部分患儿都能站起来走路了！陈教授惊喜交集，惊的是怕被发现，挨批不算，处理不好还可能会被终止在院里进行实习呢。而喜的是，针灸真的有如此良好的疗效。

最终麦主任知道了此事，他思想开明，并没有责怪陈全新，而是了解整件事情的前后，对事件做进一步的探讨，并肯定针灸治疗对小儿麻痹症的疗效。最后他指示儿科病房的全科医生，向陈教授学习针灸，并以针灸治疗小儿麻痹症的患儿。陈教授就这样首次当起"老师"来了。经此临证对针灸疗效的体会，拓展了他对中医学的视野。

就是这样，陈全新和针灸就结下了不解缘，这段与针灸的情缘，一结就是六十多年。

3. 热爱运动，转战医业

陈全新教授年轻时，热爱多项的体育活动，多项运动都能达到国家2级标准，是一位不折不扣的运动健将。当时他也是医院及省卫生系统篮球队的中锋。他们的球队，在省、市的比赛中都有好的表现，曾经在这些比赛中多次夺魁。

在1958年举行的广东省运动会上，他在掷铁饼的项目中，破了大会的纪录，夺走了这面掷铁饼的金牌。后来他所创的"岭南陈氏飞针法"，其中的一些灵感就是来自掷铁饼呢！运动会结束后，他获大会的通知，被选成为第一届全国运动会的广东省体育代表团成员之一，并被安排参加一年的集训。能代表广东到全运会出赛，陈教授甚是喜欢。但过不了几天，便接到省卫生厅人事处的通知，卫生部将委派他随中国医疗专家组，到国外参加医疗工作，一个月后便要起行。当时他的第一个反应就是："我能出国？"但随即又放不下他心心念念的全运会，于是他便以"只行医3年而经验不足"为由而婉转拒绝了。可是过了两天，他再次受到约见，这时已无法再推却了，最终不得不退出集训，放弃到全运会比赛，而专心去从事医疗工作了。

医院收到正式通知后，院领导便召开了一次会议，会上各人都认为，中医能代表国家赴国外提供医疗服务，是件可喜及光荣的事，师长们都非常鼓舞，对陈教授训勉有加。到了出发的当天，院长和多位老主任都来到送别陈全新教授，并亲自送陈教授登上远洋客轮，嘱咐他到了国外参加医疗工作时，要特出及发挥中医特色，为祖国源远流长的中医发扬光大，传播扩展。他做梦也没想到，就这样一去，完全改变了他的人生，获得了"东方神医"的美誉。

4. 东方神医，享誉也门

从1958年起，陈教授便随同中国医疗专家组，在也门王国的巴德尔市郊一座庄园里设立了医疗站，为当地各个阶层的群众提供医疗服务，舒厄解困，一干便是3个寒暑。当时陈教授是组里唯一的针灸医生，所以经常要到各处会诊，为了使针灸能更广泛地应用，他和专家组同事制定了一些常规的针灸治疗方案，使医疗组人员都能应用针灸为病人治病。

医疗专家组在提供医疗服务时，都能严谨地遵循着援外的守则，处理各个求诊个案都是一视同仁，加上他们精湛的医术，很快便受到当地群众的欢迎及赞许。曾经有一个案，国王贴身卫士长在下车时不慎扭伤腰部，以致下肢放射痛，X线检查示腰椎骨质未见异常。通过辨证，陈教授认为是"伤筋"，属中医的"筋痹"，病机为气滞血瘀，于是替这位卫士长针刺环跳、委中两个穴位，并且运用导气法，令其病治疗仅一次竟获痊愈。卫士长当时激动万分，连声夸赞："东方神针好神奇！"

陈全新教授也因此获得了"东方神医"的美誉。三年后回国，陈全新教授获得部级颁发的"援外乙级奖状"。

5. 飞针绝技，传遍五洲

陈教授从也门回国后，继续在针灸方面钻研，为传承及发扬祖国针灸做出努力。

他认为无痛进针是施行针刺术的重要步骤之一，进针时要做到患者没有疼痛或微痛的感觉，以消除患者对针刺的恐惧心理，有利于医者或施术者针下辨气、施行针刺补泻及行气等手法，使得气后循经感传，气至病所，对于提高针刺疗效有一定意义。

有鉴于此，陈教授便致力去研究无痛进针法，在20世纪50年代初创造出"牵压捻点法"和"压入捻点法"两种无痛进针法。20世纪50年代后期，他应用电针机原理，再创造出"透电进针法"。

到了20世纪70年代，陈全新累积了无痛进针的研究心得，了解到针刺消毒的临床需要，受到何若愚《流注指微赋》"针入贵速，既入徐进"的影响，并在从枪械高速射出子弹的强劲穿透力和年青当运动员时掷出的铁饼高速旋转的启示下，独创了无菌、无痛、准确、高速旋转进针法的岭南陈氏飞针法，也为创立岭南陈氏针法奠定了基础。

其成果于1985年、1988年先后被香港《广角镜》月刊和泰国《中华日报》刊登。

在2000年12月汉城举行的第五届世界针灸联合大会上，陈全新教授宣读了有关"飞针"的学术论文，并被大会指定为唯一在会上进行"表演"的"绝活"。当陈全新教授的表演结束后，整个会场响起了雷鸣般的掌声。这一情景，立刻成为与会世界各地新闻媒体竞相采访、报道的焦点。

从此，"陈氏飞针"法蜚声海内外，日本针灸师代表团把这快速进针绝技誉为"飞针"，认为其是一项高超的医疗技术，自此陈氏飞针法蜚声海外，五十多年来，传遍英国、美国、日本、法国、澳大利亚、瑞士、加拿大、新加坡、马来西亚等20多个国家和地区，飞针绝技传五洲。

6. 医术精湛，屡治疑难

陈全新教授从医六十余载，对内、外、妇、儿、骨科及五官科等常见病有极其丰富的临证经验。他医术精湛，曾治愈了不少的疑难疾病。曾经有位老太太，突然间在家里出现失语及不能走动的现象，家人都以为是中风，便把她送到医院去治理。经治疗后发现疗效不佳，于是便把这位老太太带到针灸科去找陈全新教授为她诊治。

陈教授先通过对老太太家人的详细询问，了解到病发时的情况后，得知老太太这个病，是与媳妇吵了一场大架之后才发生的。这是一个心病，他认为心病还须心药医。他更指出，医生为长者进行诊疗及治疗，要特别留意其心理及精神的状态，对一些由于心理而导致的"神经官能症"，对患者施行心理上的治疗，比处方药物治疗有更好的疗效。

最后陈教授以"治神"的方法为这位老太太舒郁解导，再配合针灸的治疗，老太太的病很快就好起来了。

1995年，他参加了在美国举行的"世界微针国际会议"，被聘为大会的学术顾问，并于会议结束后到各处进行巡回的演示及讲学。当时有一位美国官员，因为情绪问题，出现了眠差、头痛、心中烦乱的病症表现，一直在接受当地精神科医生的治疗，服用镇静剂，但疗效不显。他的保健医生请了陈教授会诊，症见面红目赤、心烦急躁、头胀痛、口干苦、舌红、脉弦、血压偏高，诊断为肝胆火旺，即为之施行泻刺导气法，穴取左侧风池、右侧人冲两个穴位，经针刺治疗后症状明显好转。针后再为其施以耳穴磁珠贴压，取肝、肾、神门三个穴位。到了第二天，这位官员的病情已有很大的改善，当他一见到陈教授时，便立即竖起他的大拇指，连连称赞："Great！Great！"

原来这位官员在一个星期前，已在当地接受了5次的针灸治疗，每次都扎上了20多根的银针，可是疗效不显，这真是特显陈教授的精湛医术啊！

7. 医德高尚，桃李满门

因为医术好、声望高，英国、美国、澳大利亚等国曾多次以高薪优厚的待遇，邀请陈全新教授到国外担当学术顾问、客座教授等，当时对很多人来说，这是一份求之不得高薪厚职机遇。但陈教授却不为所动，一一都婉转地拒绝了。他要继续留在祖国，留在广东省中医院，为发扬及发展中医针灸事业做出贡献。自愿放弃国外美好的工作环境与优厚的待遇，为祖国群众解除疾病带来的苦痛，舒厄解困，努力不懈地为不同阶层去诊治，如古人说的"道德当身，故不以物惑"，这就是大医家的风范，医德高尚，让人敬仰。

陈全新教授在针灸临床、科研工作和教学上，默默地努力耕耘了60余载。在这60多个寒暑中，他通过师带徒、院内跟师、跟诊、学院的博士、硕士研究生培养、举办针灸研习班及培训班等，培养了数不胜数的国内外中医针灸人才，人才辈出，桃李满门。1987年陈全新教授获广东省高教局授予"高教先进工作者"称号。1993年广东省人民政府授予陈全新教授"广东省名中医"称号。

2003年陈全新教授成为人事部、卫生部、国家中医药管理局确定的第三批全国名老中医药专家学术经验继承工作指导老师，收下了两位高徒，分别为广东省中医院传统疗法中心陈秀华主任医师和广东省中医院针灸科郭元琦副主任医师。如今，他们正在努力继承陈教授"岭南陈氏飞针"绝技，承前启后，把"岭南陈氏飞针"发扬光大。

四、第四代陈秀华

陈秀华，主任医师、教授、博士生导师，出生于广东佛山，1993年毕业于广州中医药大学针灸系，同年就职于母校附院广东省中医院，2005年获广州中医药大学内科学硕士学位，并于2015获广州中医药大学中医外科学博士学位，从事针灸临床、教学、科研工作25余载。她是人事部、卫生部和国家中医药管理局"第三批全国名老中医药专家"学术经验继承人，陈全新的亲传弟子，继承其学术思想和"岭南陈氏针法"体系，是"岭南陈氏针

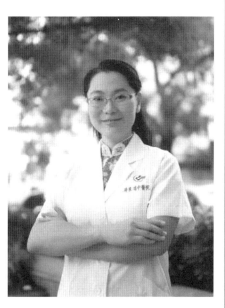

陈秀华

法"学术流派重要推动者及发扬者之一，为第五批广东省省级非遗项目的第四代传承人及代表性传承人。2008—2009年拜师全国名老中医、全国治未病特聘顾问吉良晨教授，致力于亚健康防治等相关研究，开展中医外治法对亚健康状态的干预与防治。先后师承石学敏、薄智云、王文远、俞云等院士、名老中医及专家学者，学习并掌握腹针、平衡针、切脉针灸、砭石贬术、刃针、雷火灸、热敏灸等中医特色诊疗技术。

陈秀华现任广东省中医院传统疗法中心主任、广东省中医院中医特色诊疗技术重点研究室负责人，2010—2014年，完成了国家中医药管理局全国名老中医陈全新名老中医工作室的建设。在陈全新的指导下，依托国家中医药管理局首批名老中医传承工作室——陈全新名老中医工作室，带领着团队和第五代传承人共同努力，系统挖掘、整理、传承，进一步推广及完善"岭南陈氏针法"的学术思想及针法体系，形成技术操作规范与临床应用推广方案。同时，她还以广东省中医院传统疗法中心为学术展示传播平台，拓展针法的临床应用，扩大其国内外影响，使"岭南陈氏针法"可持续发展，形成"岭南陈氏针法"学术流派，成为我国岭南针灸学术流派重要组成部分。临床上，对失眠、颈椎病、面瘫、多囊卵巢综合征和特应性皮炎五个常见病开展研究，临床疗效较显著，该技术在全国14家医疗机构推广应用，被国内外同行广泛接受，社会影响力大。

陈秀华结合自身的学习和临床体会，以及对技术要点的掌握和领悟，把"岭南陈氏飞针"操作的步骤提炼分解，总结出"飞针"练习四部曲：徒手练习；捻针；持针垂直旋转刺入；摆动旋转刺入，使岭南陈氏飞初学者由易到难，由浅入深进行学习，更能把握飞针的特点。该四部曲已纳入"十二五"国家重点音像出版规划：《中医独特疗法——岭南陈氏针法》卫生部医学视听教材课题并录制成光盘在人民卫生音像出版社出版。同时，她因地因人制宜，从针具长度和规格创新使用飞针针具，传承、发展与创新"岭南陈氏针法"。在学术成果方面，发表主要论文50余篇，其中SCI及EI收录12篇，核心期刊收录17篇，出版专著37部，其中总主编12部，主编及副主编15部。获国家发明专利和实用新型专利8项，科技成果业绩显著。

作为陈全新教授的亲传弟子，陈秀华努力推广、发扬及传承"岭南陈氏飞针法"，并于2017年1月被广东省文化厅命名为"岭南陈氏针法"代表性传承人。

第二节 主要传承人选介

岭南陈氏针法通过不同的传承模式，培养了一大批"岭南陈氏针法"传承人，这些继承者现都投身到针灸的相关工作，并已成为针灸界的骨干人物，为发扬及发展"岭南陈氏针法"及传承做出努力，为祖国的针灸发展事业做出贡献。

一、郭元琦

郭元琦，海南省定安市人，1987年毕业于广州中医学院（现广州中医药大学）针灸系本科、获学士学位，2005年6月获广州中医药大学针灸推拿学硕士学位，至今已有超过30年的临床工作经验。毕业后于广东省中医院针灸科，从事针灸临床、教学及科研工作二十余年。曾任广东省中医院主任中医师和硕士研究生导师，多年师从全国第三批名中医陈全新教授，得到陈全新"岭南陈氏针法"的真传，为全国名老中医学术经验继承人。

1996年9月—1997年9月到广州医学院附属第二医院神经内科进修一年。其后受医院委派到了香港仁济医院的香港中文大学中医教研中心任职副教授一年半。2009年3月通过专业人才计划进入香港，继续把"岭南陈氏针法"推广到香港地区发扬及发展，先后任职于中文大学中医学院中医专业顾问、研究生导师和博爱医院顾问中医师及香港中文大学客座副教授至今，兼任博爱医院－香港中文大学中医教研中心（沙田）中医培训主任、香港理工大学博士研究生协助导师、医管局电子健康纪录（中医药）中医临床词汇项目小组成员、医管局中医中央科研工作小组成员、《针灸临床操作安全指引》专家组成员、香港中医专科发展工作组专家小组成员、香港医管局中西医结合（ICWM）专家小组成员、香港注册中医学会针灸专业委员会副主任委员、广东省针灸学会常务理事。曾多次参加国内外学术交流会，至今在国内、外学术期刊发表论文近50余篇。

二、艾宙

艾宙，主任医师、硕士生导师、广东省名医工作室师承导师、广东省名中医，出生于武汉，1989毕业于湖北中医学院（现湖北中医药大学）中医系，2004年6月获广州中医药大学针灸专业硕士学位，累计从事中医临床、教学、科研工作28年余。

现任广东省中医院珠海医院（原珠海市中医院）针灸科主任、广东省针灸学会常务理事、珠海市针灸学会会长、珠海市科学技术协会第六届委员会委员。1989年7月—1990年12月为湖北中医学院（现湖北中医药大学）教师；2014年2月—2017年1月援疆，受聘科主任、院长助理、主任医师、粤喀中医师承导师；2009年4月—2009年6月受邀业余时间为澳科大中医学院研究生班讲授针灸课；2007年9月—2010年6月受邀业余时间为珠海市卫校讲授针灸课。

2003年3月—2003年6月在广东省中医院神经内科进修跟师广东省名中医黄培新、黄燕教授，2005年开始先后跟师全国名老中医岭南飞针发明人陈全新教授、腹针发明人薄智云教授、擅长针药并用治疗肿瘤的切脉针灸专家俞云教授以及擅长五运六气的顾植山教授、火神派唐步祺教授的亲传弟子（瑞士华人）葛忠宪先生。

2005年获得广东省"名医培养对象"，2012年获得广东省"优秀中医临床人才"，2015年获得首届"珠海名医"，2017年获"广东省名中医""广东省道德模范"等荣誉称号。出版了专著两部，发表了学术论文20余篇。2008年应邀在美国纽约国际中医高峰论坛学术交流发言，2011年受邀在美国图森中医学校示教，当场示范病例效果立竿见影，促成该校将广东省中医院列入教学实习基地，2016年入选广东省"大医精诚"先进典型事例宣讲团并在广东省内巡回演讲，为弘扬中医做出了积极的贡献。

三、徐振华

徐振华，籍贯山东省东营市，1970年10月25日生，主任中医师，医学博士，博士生导师；现任广东省中医院大院针灸科主任，国家重点针灸专科负责人，世界中医联合会热敏灸专业委员会副会长，世界中医联合会手法专业委员会常务理事，广东省针灸学会常务理事，国家自然基金评审专家，教育部学位中心通讯评议专家，广东省保健协会经络保健分会副主任委员，广州市非物质文化遗产"岭南传统天灸疗法"市级代表性传承人，广东省中医院青年专业技术拔尖人才。主要研究方向是针灸治疗神经系统疾病和痛症的临床和理论研究及经络辨证的应用研究。在国内外学术刊物发表论文40余篇（其中EI 4篇），副主编、编委教材各1部，主编论著3部、副主编论著4部；主持、参与国家自然基金等国家、省部各级课题20余项；参加课题获教育部科技进步奖一等奖2项、获中国针灸学会科学技术奖二等奖1项；获2005年广州中医药大学靳瑞优秀博士论文；获得"2005年香港求是优秀研究生奖学金"。已培养硕士研究生16名顺利毕业。

四、吴昊

吴昊，副主任医师，1990年毕业于湖北中医学院（现湖北中医药大学）针灸骨伤系针灸专业，从事针灸临床工作二十七年。师从全国名老中医、针灸名家陈全新教授。现任广东省中西医结合康复专业学会委员，广东省医学会物理医学与康复学分会作业和语言治疗学组理事，深圳市整脊专业学会副主任委员，佛山市康复学会理事等职。主编出版专业著作6部。在国内学术期刊上发表学术论文近10篇。主持广东省中医药局科研课题1项，参与省市级科研课题5项，一项课题获佛山市科技进步奖。

五、孙健

孙健，医学博士，主任中医师，硕士研究生导师，兼任世界中医药学会联合会浮针专业委员会副会长、广东省针灸学会常务理事、广东省针灸学会康复专业委员会副主任委员、广东省保健学会经络保健委员会副主任委员、广东省中医院符仲华浮针医学名中医药专家传承工作室负责人。

近年来主持国家自然科学基金2项，厅局级课题2项；参与省部级课题3项，参与科技部973重大基础研究项目1项；参与国家自然科学基金课题3项；发表论文20余篇。

六、于涛

于涛，医学博士，主任中医师，硕士研究生导师。现为广东省针灸学会常务理事、副秘书长、针灸教育专业委员会副主任委员，董氏奇穴专业委员会秘书长，世界中医药学会联合会脐针分会常务理事、中医手法专业委员会委员。长期从事针灸治疗脑病和痛证的临床和实验研究。主持广东省科技项目、广东省自然科学基金项目和广东省中医药局课题各1项，参与国家自然科学基金项目2项和国家重大基础项目"973"课题1项，发表学术论文18篇。

七、谢长才

谢长才，主任医师，硕士生导师，针灸学博士，广东省中医院针灸科肥胖内分泌专科负责人，中国针灸学会减肥与美容专业委员会副主任委员，中国针灸学会穴位贴敷专业委员会常务理事，广东省针灸学会常务理事，中国整形美容协会中医美容分委会副会长，广东省针灸学会肥胖内分泌专业委员会副主任委员，广东省针灸学会皮肤病专业委员会副主任委员，广东省针灸学会腧穴外治专业委员会副主任委员，长期从事针灸的临床与科研工作。

八、李颖

李颖，世界中医药学会联合会中医外治操作安全研究专业委员会秘书、广东省中医药学会中医外治法专业委员会委员兼秘书。2012年3月—2014年2月跟师全国名老中医陈全新教授，任全国名老中医陈全新教授名医工作室秘书。参与广州市科技创新委员会制、广东省医学科学技术研究基、广东省重大决策咨询研究社会招标课题、广东省中医药科学院联合科研专项、国家中医药局课题共8项。擅长失眠、焦虑、颈肩腰腿痛，妇科月经病等的针灸治疗和调理。著作5部，其中主编1部、副主编1部、参编3部。发表学术论文5篇。

九、李慧

李慧，广东省中医院（广东省中医药科学院）标准化重点研究室主任，副主任医师、医学博士、硕士生导师。兼任中华中医药学会临床指南专家指导总组成员，广东省科技厅中医标准化工程技术研究中心执行主任，广东省质监局中医标准化技术委员会常务副秘书长，国家中医药管理局中医药标准化医学培训专家。

承担科技部课题1项，国家中医药管理局项目5项，广东省科技厅课题1项，广东省自然基金课题1项。第1作者或通讯作者发表ＳＣＩ论文3篇，核心期刊论文20篇。

十、甄宏鹏

甄宏鹏，主治中医师，广东省针灸学会会员，中国针灸学协会腹针专业委员会常务委员，师从陈全新教授、薄智云教授、俞云教授，长期从事针灸治疗乳腺疾病和其他疑难病的临床。主持广东省中医药管理局课题1项，参与广东省中医药局课题4项，发表学术论文6篇。

"岭南陈氏针法"第五代传承人大部分为毕业的博士研究生及硕士研究生，他们都在全国各地从事针灸临床、教学或科研的工作，为"岭南陈氏针法"发扬和传播，为祖国针灸学作出贡献。

综上所述，在第三代陈全新教授的引领下，第四代亲传弟子陈秀华的推动下，通过代代弟子的传承、发展及传播，以"阴阳互济、通调和畅"为主导思想的"岭南陈氏针法"学术流派正在形成，成为我国岭南针法学术流派的重要组成部分之一。

第三节　岭南陈氏针法传承体系

一个针灸学术流派是否能够继续传承及发展，要视乎学术流派的学术思想、针法、医学理论等能否有效传播及传承，这需要有一个完善的传承体系，其中包含了各式各样的传承模式及传承推广工作。近年来，"岭南陈氏针法"学术流派能得到长足的传承及发展，正是建立在多样化的传承模式、有效的传承推广方式、完善的传承体系基础之上的。

一、传承模式

（一）师带徒

在中医学几千年的发展历史长河里，师带徒传承模式是传统中医的主要传承路径及手段，是中医教育与传播的主要方式及学术流派传承的关键，使传统中医的医术医理能够延绵相传，承先启后，生生不息，在中医学教育与人才培养中占着重要地位。传承者或秉承家学，或蒙师亲炙，通过口传心授，师父将学术流派的学术特色、医术、医理、用药技巧、临床经验、针灸技术等传承给弟子，通过耳濡目染，弟子从中领悟及体会老师的辨证思维、临证用药等技巧，通过日常临床实践及体会，悟出新的学术思维，传承创新，使流派的发展得到更大的发展。有些还凭借着个人的悟性，不断努力探索与创新，形成自己学术新观点，最终创立了具有鲜明特色风格的学术流派。

国家中医药管理局自20世纪90年代以来已开展了多批全国老中医药专家学术经验继承工作，各省市也同样开展了相关项目，遴选名老中医和学术继承人，推动传承工作，为中医药的传承发展作出努力及贡献。

"岭南陈氏针法"学术流派的师带徒项目是多样的，包括有人事部、卫生部、国家中医药管理局的第三批全国名老中医药专家学术经验继承人的师承项目、广东省优秀人才培养计划及院内跟师，先后培养了多名流派的骨干，积极推动着流派的传承发展、创新、传播，把"岭南陈氏针法"学术体系发扬光大，传遍国际。

（二）工作室传承

陈全新名老中医药专家传承工作室是国家中医药管理局全国名老中医药专家传承工作室，设立有名中医示教诊室、观摩室和资料室。2010年，第四代传承人陈秀华，作为国家中医药管理局首批名老中医传承工作室——陈全新名老中医药专家传承工作室的负责人，依托工作室平台，带领团队和第五代传承人系统挖掘整理陈全新从医60多年临证经验，对睡眠障碍、周围性面瘫、颈椎病、多囊卵巢综合征和特异性皮炎5个病种进行临床研究，形成诊疗方案和操作技术规范，并推广应用于临床，有效率显著地提高，形成中医诊疗优化方案和技术操作规范，其中"岭南陈氏针法"治疗睡眠障碍技术入选为国家中医药管理局第五批中医适宜技术推广项目，对社会影响力大。

2016年11月4日，流派在惠州市中医院设立了"全国名老中医陈全新传承工作室"，培养第五代的传承人，传承推广。

此外，流派还建立了陈全新名老中医传承工作室网站，构建完善的公共服务平台，截至目前网站点击学习超过300万次。

（三）院校教育

拜师学习的知识面比较"专"，培育人才比较少，而在院校学到的知识面比较"广"，可有效培养大量的中医药人才，故要有效地传承，二者相结合是最理想的配搭。

院校教育是培养大量中医药人才的重要传承模式，它能有效地把中医基础理论及知识传授给学生，具有传授技能及信息量大、教学模式规范化、教育普及化等特点，也可有效地把各学术流派的学术思想、医学理论、临床案例等通过课堂教学传授及传播，推动中医药事业长足发展，弥补师带徒培养人才量少之不足。

"岭南陈氏针法"学术流派得以继续发展及传承的其中一个重要动力，是从院校培养而来的中医药人才，其中包括了境内博士、硕士研究生，及境外兼读制博士、硕士研究生，境外地区包括了港澳台、新加坡及加拿大等。出第三代及第四代培育出来的博士、硕士研究生，为流派的发扬、发展及传播作出了重大的贡献。

（四）继教培训

"岭南陈氏针法"学术流派的团队，依托各级学会平台就"陈全新学术思想、岭南陈氏针法体系及其临床应用"等主题，先后举办多班的国家级及省级继续教育培训班近20次，其中国家级9次，共培训3 000名技术骨干，于当地开展师带徒、技术培训，截至目前已培养三万余名医师，影响范围达三十余个省市地区，其中埠外学员比例为54.33%。

（五）进修实习培训

近10年来，一批批国内外的进修及实习医生，来到广东省中医院的传统疗法中心进修学习"岭南陈氏针法"，培育了一大批在职进修医师、港澳台进修生、世界各地留学生等，其中来自美国、意大利、法国、英国等境外进修生171人，传承人遍布世界各地，使"岭南陈氏针法"学术流派发展延伸到海内外，弘扬中医针灸。

二、传承推广

（一）出版学术专著和教学光盘

"岭南陈氏针法"学术流派分别在人民卫生出版社、中国中医药出版社、广东科技出版社等出版专著超过30多部，有陈全新主编的《临床针灸新编》《南方医话》《针灸临床选要》；陈秀华编的《陈全新》《陈氏针法新释》《岭南陈氏飞针》《陈全新针灸经验集》《中医传统特色疗法》及陈全新与陈秀华为总主编的《中医外治疗法治百病丛书》等。

视听教材方面，在人民卫生电子音像出版社发行"十二五"国家重点音像出版规划视听教材1部——《中医独特疗法——岭南陈氏针法》；由国家中医药管理局组织、中国中医药科技开发交流中心摄制——《中医临床基层适宜技术——"陈氏飞针"刺法治疗睡眠障碍技术》光盘1个。

（二）申请专利

流派致力传承创新，截至目前，获得中华人民共和国国家知识产权局发明专利和实用新型专利共8项，一种艾灸室空气净化装置、一种新型艾炷制作器、一种耳部艾灸盒、一种头部艾灸盒、一种足底部艾灸盒、一种肩部艾灸盒、一种脚踝艾灸盒等为实用新型专利，其中一种艾灸室空气净化装置也为国家发明专利，促进了"岭南陈氏针法"学术流派的传承创新，推动祖国传统中医药发展。

（三）知识产权保护

岭南陈氏针法历经逾百年的发展、传承与创新，在陈全新指导，陈秀华带领下，已申报国家中医药管理局"中医药传统知识保护技术研究"的项目有岭南陈氏针法诊疗体系、岭南陈氏飞针法、岭南陈氏经络养生体系。

（四）非物质文化遗产项目

"非物质文化遗产"，通常简称"非遗"，又称无形文化遗产，强调文化遗产的无形性，主要指人类以口头或动作方式相传，注重传统技能、技术和知识的表现形式及其可传承性，突出人的因素及动态特征，具有民族性和广泛代表性的民间文化遗产，包括民间传说、习俗、音乐、礼仪、舞蹈、庆典以及传统医药等。

1. "岭南陈氏针法"列入广东省非物质文化遗产名录

"岭南陈氏针法"起源于岭南地区，是广州中医世家陈氏家族独创的特色针法，由岭南针灸名家陈全新集六十余载的针灸临床经验，因地制宜，配合岭南独特的气候、文化、饮食，和岭南人的独特体质，将古今针刺手法融会贯通，提炼改进，继承第一代及第二代创立而成。第三代传承人陈全新、多次应邀到欧、美、澳、非10多个国家学术交流，出席世针联、世中联等国际会议，进行"岭南陈氏针法"主题演讲和现场演示，"岭南陈氏针法"传五洲。

"岭南陈氏针法"于2015年5月申报了广东省省级非物质文化遗产代表性项目，于2015年11月入选第六批广东省省级非物质文化遗产项目名录（粤文非遗〔2015〕63号），并获广东省人民政府、广东省文化厅、广东省文化馆"省级非物质文化遗产"牌匾，有力地推广与保护"岭南陈氏针法"的系列成果及传承。

2. "岭南陈氏针法"代表性传承人

非物质文化遗产，是活态的、依靠传承人传承才能保留下来的。因此，非遗传承人扮演着至关重要的角色，是重要承载者和传递者。一种文化如果没有得到良好的保护，就会随着相关传承人的逝去而永远消失，所以非物质文化遗产必须由人传承，并且进行妥善的保护和后续人才培养。非遗传承人向我们传达着久远的历史、文化和技艺，可以说，他们是传统文化的活的体现，因为他们的存在，各种非遗项目才得以传承及得到精彩演绎。根据《中华人民共和国非物质文化遗产法》（简称《非遗法》）的定义，非物质文化遗产代表性传承人是指经各级政府文化主管部门认定，承担国家级或地方非物质文化遗产代表性项目传承保护责任，掌握该项目的知识、技能，并具有公认的代表性、权威性与影响力的人。

"岭南陈氏针法"学术流派第四代传承人陈秀华，是国家人事部、卫生部和国家中医药管理局"第三批全国名老中医药专家"学术经验继承人，陈全新的亲传弟子，继承其学术思想和"岭南陈氏针法"体系，是"岭南陈氏针法"学术流派重要推动者及发扬者之一，并在第三代传承人陈全新的指导下，结合自身的学习和临床体会，以及对技术要点的掌握和领悟，把飞针操作的步骤提炼分解，创新凝练出"练针四部曲"，使培训周期由三年缩短为三个月，促进"岭南陈氏针法"传承推广，对流派的传承发展作出贡献。

陈秀华于2016年6月申报了广东省第五批省级非物质文化遗产代表性项目代表性传承人，并于2017年4月入选为广东省第五批省级非物质文化遗产项目——"岭南陈氏针法"代表性传承人。

（五）国内外学术论坛及工作坊

第三代传承人陈全新、多次应邀到欧、美、加、澳、非10多个国家学术交流，出席世针联、世中联等国际会议，进行"岭南陈氏针法"主题演讲和现场演示，"岭南陈氏针法"传五洲。如在2012年3月，陈全新教授与陈秀华应邀出席在南非开普敦召开"世界中联首届中非中医药国际合作与发展论坛"作"陈氏飞针干预治疗睡眠障碍315例临床研究"的主题演讲和"岭南陈氏飞针"现场演示，陈秀华的学术论文荣获国际优秀论文奖。

第四代及第五代传承人，在出席多场全国及国际性论坛上发言，并即场展示"岭南陈氏飞针"绝技，如第四代传承人陈秀华于2011年受世中联邀请出席"广州国际中医药大健康博览会暨高峰论坛"，做学术报告并开设工作坊，以推广及传承非遗技术，积极推广流派学术思想及针法体系，促进"岭南陈氏针法"学术流派得以继续传承及繁衍。又在2014年9月，陈秀华应邀出席俄罗斯"第11届世界中医药大会"大会发言并开设"岭南陈氏针法"工作坊，陈秀华的学术论文被评为第十一届世界中医药大会国际优秀论文。2016年1月，第四代传承人李颖，"陈全新名老中医药传承工作室"秘书，代表出席湖南中医药大学举办的"全国名老中医传承工作室建设经验交流会议"，并作大会发言交流。2016年6月，"陈全新名老中医药传承工作室"受广东省文化厅邀请，派工作室秘书出席2016中国"文化遗产日"广东分会场系列活动，现场展示"岭南陈氏针法"。2015年11月，第五代传承人全小红博士代表出席深圳市第三届国际中医特色诊疗技术现场演示大会暨民间中医药挖宝年会，并演示"岭南陈氏针法"。

（六）发表高质量论文

"岭南陈氏针法"学术流派的传承人，通过在SCI、EI及核心期刊发表过百篇高质量的学术论文，传承推广流派的学术思想、特色针法、临床经验等，传扬"岭南陈氏针法"，促进流派传承推广及发展。当中陈全新名老中医药专家传承工作室就对睡眠障碍、周围性面瘫、颈椎病、多囊卵巢综合征和特应性皮炎5个病种进行临床研究，发表相关论文62篇，其中陈全新学术相关学术论文16篇，SCI论文2篇，EI论文9篇，核心期刊论文41篇。

（七）国内医疗机构推广应用

依托国家中医药管理局首批名老中医传承工作室作为"岭南陈氏针法"学术传承平台，已就睡眠障碍、周围性面瘫、颈椎病、多囊卵巢综合征和特应性皮炎5个病种开展临床应用研究，发表相关论文62篇（其中陈全新相关论文16篇），及形成操作技术规范与诊疗方案，显著提高临床有效率。该技术相继在广东省中医院、贵阳中医学院第二附属医院、内蒙古自治区中医医院、惠州市中医院等14家医疗机构推广应用，提供有效的医疗手段，为大众健康提供优质的医疗服务，近6年来，年门诊量约306 453人次。"岭南陈氏针法"，被同行和患者广泛接受，获得较好的社会经济效益，社会影响力大。同时提示了该疗法无论在三甲医院还是基层医院，均有顽强的生命力和可靠疗效，扩大了中医针灸学科的应用范畴。

综上所述，"岭南陈氏针法"学术流派具有完备的传承模式，包括有师带徒、工作室传承、院校教育、继教培训、进修实习培训等。它亦具备有效的传承推广，包括出版学术专著和教学光盘、申请专利、知识产权保护、非物质文化遗产项目、国内外学术论坛及工作坊、发表高质量论文、国内医疗机构推广应用等。以上的传承模及推广，组成完善的传承体系，有效培养大量优秀流派的中医针灸传承专才，为流派传承、创新、繁盛发展作出努力，弘扬祖国医学，走向国际。